PUBLICATIONS DU *MOUVEMENT MÉDICAL*

# CLINIQUE HYDROTHÉRAPIQUE

DE

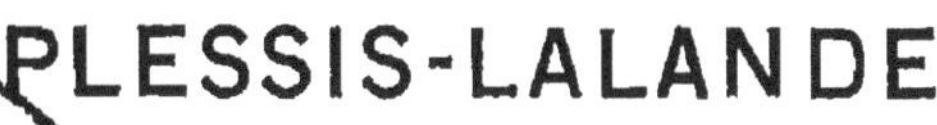

# PLESSIS-LALANDE

PAR

**Louis FLEURY**

*Professeur agrégé de la Faculté de médecine de Paris, etc., etc.*

> « C'est par la *Clinique de Bellevue* que
> « M. Fleury a édifié l'hydrothérapie scien-
> « tifique ; c'est par la *Clinique de Plessis-*
> « *Lalande* qu'il va la consolider et la pro-
> « pager. »
> (AUBURTIN. *La Réforme médicale*,
> 5 mai 1867.)

TROISIÈME FASCICULE

PARIS

P. ASSELIN, SUCCESSEUR DE BÉCHET JEUNE ET LABÉ

**Libraire de la Faculté**

PLACE DE L'ÉCOLE-DE-MÉDECINE

1870

# CLINIQUE HYDROTHÉRAPIQUE

DE

# PLESSIS-LALANDE

---

Pendant quinze ans, l'ignorance, l'envie, la mauvaise foi, la cupidité ont traîné l'hydrothérapie scientifique sur le terrain de l'intervention directe du médecin, et se sont servis d'une arme déloyale, perfide et hypocrite pour combattre cette puissante médication au nom de la Morale et de la Religion !

Mais depuis plusieurs années les attaques de cette nature ont été définitivement condamnées au nom de la science et de l'humanité. L'expérience a démontré aux plus aveugles et aux plus prévenus que cette intervention est la condition *sine quâ non* non-seulement de l'efficacité, mais encore de l'innocuité de l'hydrothérapie. Si des scrupules, des répulsions, des résistances respectables, mais exagérées, se présentent encore quelquefois, c'est qu'il est des femmes qui préfèrent une *accoucheuse* à un *accoucheur*, et qui se vouent résolûment à la mort plutôt que de subir un examen au spéculum. Ici toute discussion doit s'arrêter, car il ne s'agit plus de raison et de science, mais de foi et de sentiment. Nous devons ajouter, toutefois, que nous avons traité un grand nombre de prêtres et de religieuses, depuis les supérieures de communauté jusqu'aux novices, et qu'à cet égard les autorités ecclésiastiques françaises se sont toujours montrées animées de la tolérance la plus large et la plus éclairée.

Quoi qu'il en soit, les habiles durent chercher un autre engin de guerre. L'on a trouvé l'HYDROTHERAPIE POSITIVE et le thème DES INDICATIONS ET DES CONTRE-INDICATIONS.

A plusieurs reprises déjà cette nouvelle tactique a été démasquée et réduite à sa juste valeur (1), mais le *Thème* est spécieux, et il est des virtuoses qui donnent à leurs *Variations* une apparence scientifique capable d'en imposer aux simples d'esprit et aux naïfs de cœur.

C'est en nous plaçant à ce point de vue, que nous croyons utile de reproduire ici un article qui a été inséré par M. N. Pascal dans le *Mouvement médical* (numéro du 4 avril 1869), et dans lequel la question a été traitée avec la netteté et la fermeté qui caractérisent cet écrivain.

(1) Voyez *Gazette médicale de Paris*, 1867, p. 261. — *Clinique hydrothérapique de Plessis-Lalande*, 1er fascicule, 1868, p. 120; 2e fascicule, 1869, p. 6, 65.

# PLAGIAT OU COÏNCIDENCE

A PROPOS

D'UN OPUSCULE DE M. PAUL DELMAS.

*De l'hydrothérapie à domicile* précédée (*sic*) de quelques considérations générales sur la théorie physiologique de *cette méthode de traitement* (*sic*); par le docteur PAUL DELMAS. — Paris, Germer Baillière, 1868.

Ce titre ayant par hasard frappé nos yeux, vous comprenez, chers lecteurs, qu'il nous était impossible de ne pas lire avec empressement les pages qu'il recouvre.

Comment résister au plaisir de contempler l'*hydrothérapie à domicile* s'avançant majestueusement, *précédée* de quelques considérations générales ?

Comment résister au désir de connaître la théorie physiologique sur laquelle repose la susdite *hydrothérapie à domicile*, théorie toute spéciale, paraît-il, et bien différente de celle qui sert de base à l'hydrothérapie pratiquée ailleurs qu'à domicile ?

Nous avons donc lu la *brochure* de M. le docteur Paul Delmas, et comme nous vous devons compte de nos impressions bibliographiques, nous vous dirons — et nous vous prouverons — que, dans ce *factum*, tout ce qui est bon n'est pas nouveau, et que tout ce qui est nouveau n'est pas bon.

M. Delmas nous apprend qu'au mois de janvier 1868, le président et les membres de l'*Association médicale de la Dordogne* ont daigné (sic) lui poser quelques questions touchant la doctrine et la méthode hydrothérapiques.

Evidemment, il y a ici une erreur de mémoire ou de plume. Nous ne ferons pas à l'*Association médicale de la Dordogne* l'injure de croire qu'elle ignorait, il y a un an, à l'endroit de la doctrine et de la méthode hydrothérapiques, ce que tout le monde sait depuis les travaux aujourd'hui classiques de M. Fleury, et nous lui ferons encore moins l'injure de croire, cette ignorance impossible étant admise, que, désireuse de s'éclairer, elle se soit adressée à M. Delmas, plutôt qu'à certain *Traité thérapeutique et clinique d'hydrothérapie,* dans lequel théorie et méthode sont magistralement exposées (1).

Quoi qu'il en soit, c'est pour répondre aux questions qu'on avait *daigné* lui poser que M. Delmas a pris la plume, et, après s'être livré à de profondes méditations; il a répondu dans les termes suivants à la première de ces questions, ainsi conçue :

*-Quelle est la base physiologique de la doctrine hydrothérapique?*

Nous allons reproduire textuellement la réponse de M. Delmas, mais, pour commencer la justification de la première partie de notre dire,

(1) *Traité thérapeutique et clinique d'hydrothérapie. De l'application de l'hydrothérapie au traitement des maladies chroniques, dans les établissements publics et au domicile des malades. Études de philosophie médicale et de pathologie générale.* — Par Louis Fleury, 3e édition, 1866, gr. in-8° de 1200 pages. Chez Asselin, à Paris.

nous allons mettre en regard de cette réponse certains passages empruntés au livre de M. Fleury :

M. Fleury :

L'histoire des sciences médicales nous apprend qu'il existe un rapport constant, et pour ainsi dire nécessaire, entre les théories, les doctrines médicales et la thérapeutique, de telle sorte que celle-ci est le résumé, l'image fidèle de celles-là.

Tant que la médecine n'a eu pour base que des spéculations de l'esprit, des hypothèses métaphysiques, des systèmes conçus *a priori*, au lieu d'être déduits de l'observation des faits, la thérapeutique n'a été qu'un recueil de formules empiriques, complexes, absurdes, de pratiques superstitieuses et cabalistiques (p. 326).

M. Delmas :

L'histoire de la science médicale apprend qu'il existe un rapport constant entre la théorie, la doctrine et la thérapeutique, de sorte que l'image de l'une d'elles est la reproduction fidèle des deux autres.

Aussi longtemps que notre art fut livré aux esprits rêveurs, peu soucieux ou incapables de rechercher l'essence des faits anatomiques, physiologiques et pathologiques, *la métaphysique* régna despotiquement, et la thérapeutique se composa d'une série de formules bizarres, incohérentes, entremêlées au hasard de pratiques superstitieuses empruntées au paganisme (p. 3).

Après avoir ainsi laborieusement enfanté ces *quelques considérations générales*, M. Delmas s'occupe des Écoles médicales ; il mentionne « l'*Ecole physiologique* de Broussais, à laquelle survécut son illustre créateur, *basée* sur une hypothèse fausse, » — singulière *base* qui suivant l'œil, soutient l'Ecole, et suivant l'oreille, ne soutient que Broussais, — et il prononce le jugement suivant:

| M. Fleury : | M. Delmas : |
| --- | --- |
| L'organicisme n'a tenu compte que des *lésions organiques*, et il a semblé vouloir les considérer comme étant la seule cause possible des différentes *lésions fonctionnelles* que l'on observe chez l'être vivant malade.<br>L'organicisme s'est placé trop exclusivement au point de vue de la *maladie* et de la *lésion apparente, appréciable ;* il a méconnu l'importance médicale de *l'imminence morbide* et de la *modification organique* qui n'est pas encore la *lésion.*<br>L'organicisme s'est | L'Ecole organicienne, trop préoccupée de la lésion, en arriva à distraire l'organe de sa fonction, et celle-ci de la force ou du principe qui la met en jeu... Elle ne tint aucun compte des troubles fonctionnels, comme cause de la lésion anatomique ; elle s'occupa trop des effets, pas assez des causes ; pas assez de l'imminence morbide, et trop de la lésion appréciable par le scalpel (p. 3-4). |

trop préoccupé de l'état local, pas assez de l'état général ; trop des effets, pas assez des causes ; trop des lésions ultimes, pas assez des lésions initiales ; trop des organes, pas assez des fonctions ; il a étudié la *maladie anatomique* par l'*examen nécroscopique*, mais il a négligé l'étude de la *maladie fonctionnelle* par l'*examen de l'être vivant malade* (p. 330-331).

Et tout ceci est débité dogmatiquement, sans que le nom de M. Fleury ait été prononcé, sans que le *Traité d'hydrothérapie* ait été indiqué.

Ne voilà-t-il pas un procédé commode et facile pour se poser en profond penseur ? Malheureusement, M. Delmas n'a pas le mérite de l'avoir inventé; ce procédé est fort usité parmi certaines gens, et fort connu sous un nom que tout le monde sait.

L'érudition de M. Delmas est d'ailleurs à la hauteur de ses conceptions.

Pour appuyer ses doctrines hydrothérapiques, M. Delmas cite deux passages empruntés à notre ami Barrel de Pontevès et à Dally, mais ces passages IL LES COPIE, ainsi que les indications bibliographiques, dans le livre de M. Fleury (pages 334-335), sans indiquer la source où il puise son érudition d'emprunt!

Et alors M. Delmas *découvre*, vingt-cinq ans après M. Fleury, que l'hydrothérapie agit sur « l'INNERVATION, la CIRCULATION et la NUTRITION (sic), et, en 1868, il apprend au président et aux membres de l'Association médicale de la Dordogne que la base physiologique de l'hydrothérapie — à domicile — est « LE FONCTIONNALISME » (sic).

Plus modeste, M. Fleury a dit en 1866 : « C'est « à la voix du *fonctionnalisme*, — qu'on me par- « donne ce mot que j'oppose à celui d'*organi-* « *cisme*, — que sont nées les recherches, les vi- « visections, les expériences qui, à l'heure pré- « sente, ont pour objectif le système nerveux du « grand sympathique, ce mystérieux sphynx « physiologique dont les fonctions nous sont en- « core si peu connues » (p. 333).

Ayant ainsi victorieusement répondu à la première des questions qu'on a *daigné* lui poser, M. Delmas passe à la seconde :

*A quelles médications thérapeutiques l'hydrothérapie donne-t-elle naissance ?*

Après de nouvelles et non moins profondes méditations, M. Delmas déclare :

Que l'action RÉFRIGÉRANTE de l'eau froide donne lieu à trois médications, qui sont :

A, *la médication hémostatique* ; B, *la médica-*

*tion antiphlogistique ;* C, *la médication sédative, hyposthénisante ;*

Que l'action EXCITANTE de l'eau froide donne lieu à sept médications, qui sont :

A, *la médication excitatrice ;* B, *révulsive ;* C, *résolutive,* D, *reconstitutive et tonique :* E, *sudorifique, altérante, dépurative ;* F, *antipériodique ;* G, *prophylactique ou hygiénique.*

Ici, nous ne pouvons qu'approuver, cette classification étant précisément celle qu'a établie M. Fleury dès 1852 (p. 266).

En voici assez pour prouver que, dans le *factum* de M. Delmas, ce qui est bon n'est pas nouveau ; il nous reste à démontrer que ce qui est nouveau n'est pas bon.

La troisième des questions qu'on a *daigné* poser à M. Delmas est la suivante :

*Dans quelles mesures une ou plusieurs de ces médications peuvent-elles être appliquées en dehors des établissements et de toute installation hydrothérapique ?*

C'est ici qu'apparaît l'*hydrothérapie à domicile* — cette hydrothérapie à laquelle M. Fleury n'a consacré « *qu'un chapitre très-écourté,* » et c'est pour réparer cette insuffisance que M. Delmas consacre trente pages (16-46) à décrire : A, *les bains froids, partiels ou généraux, et l'immersion ;* B, *l'affusion froide ;* C, *le drap mouillé froid ;* D, *les compresses froides et l'irrigation froide ou tempérée ;* E, *le bain ou l'immersion tempérés ou tièdes, partiels ou généraux.*

Or, à l'exception des *bains tièdes* qu'avec raison M. Fleury n'a point rangés parmi les modificateurs hydrothérapiques, tous ces agents ont été longuement étudiés dans le *Traité d'hydrothérapie;* d'abord, dans le chapitre consacré aux *applications extérieures d'eau froide* pratiquées soit par l'hydrothérapie empirique (p. 56-63), soit par l'hydrothérapie scientifique (p. 126-202); ensuite, dans l'étude des différentes *médications hydrothérapiques* (p. 266-324), et enfin dans toute la partie clinique de l'ouvrage. Il en est résulté que, dans le chapitre consacré à l'*hydrothérapie à domicile* (p. 260), M. Fleury n'a plus fait qu'indiquer ces modificateurs, attribuant à ses lecteurs une dose suffisante d'intelligence pour comprendre que leur application peut et doit être faite dans la chambre à coucher d'un malade de la même façon que dans la salle d'un établissement hydrothérapique.

Lorsque M. Delmas (p. 43) reproche itérativement à M. Fleury « *d'avoir exposé en quelques mots les ressources de l'hydrothérapie à domicile, sans entrer malheureusement dans de grands détails,* » il ne tient aucun compte des circonstances que nous venons d'indiquer, et tout lecteur qui voudra aller au fond des choses se convaincra facilement que celui qui ne connaîtrait que le *factum* de M. Delmas en saurait beaucoup moins, en ce qui concerne l'hydrothérapie à domicile, que celui qui s'en serait tenu au *Traité thérapeutique et clinique d'hydrothérapie.*

*V^e^ question. — Quelles sont les précautions à*

*prendre pour habituer un malade au traitement hydrothérapique?*

« Pour les uns, Fleury en tête, le malade doit toujours être d'emblée soumis à l'eau froide.

« Pour les autres, et nous sommes de ce nombre, *tous* les malades ne doivent pas être soumis à l'eau froide dès le premier jour du traitement hydrothérapique. »

Tel est le texte au développement duquel M. Delmas consacre treize pages. Nous serons beaucoup plus bref, M. Fleury ayant traité cette question avec toute l'autorité que lui donnent son talent, sa longue et vaste expérience.

M. Delmas avoue (p. 47) que M. Fleury oppose aux partisans de la seconde méthode « *d'excellentes raisons physiologiques.* » Or, si l'on considère, en outre, que depuis vingt-trois ans M. Fleury a *toujours* obtenu *d'excellents résultats* de la première, sans *jamais* avoir pu lui attribuer le moindre accident, le moindre inconvénient, l'on sera naturellement amené à conclure que si M. Delmas a été moins heureux, c'est qu'il est moins habile et moins expérimenté.

Sans le vouloir, d'ailleurs, M. Delmas nous donne une explication de la divergence qui le sépare des partisans de la seconde méthode.

« M. Fleury, dit M. Delmas, réduit le *dosage* hydrothérapique à la *durée* de l'application ; il OUBLIE que ce dosage se compose de deux éléments essentiels : la durée de l'application et la température du liquide. »

Ces lignes prouvent, tout simplement, que M. Delmas n'a pas suffisamment étudié les écrits et la pratique de M. Fleury.

Eh! non, sagace hydropathe; M. Fleury n'OUBLIE rien; c'est vous qui NE SAVEZ PAS qu'entre les mains du *créateur*, — que vous transformez en « *l'un des principaux représentants* — de l'hydrothérapie scientifique (p. 7), qu'entre les mains de M. Fleury la douche en pluie verticale est une *dose;* la douche mobile en éventail, une *dose;* le bain de cercles, une *dose;* le drap mouillé, une *dose;* le drap plus ou moins tordu, une *dose*, et qu'entre toutes ces *doses* il en est encore une foule d'autres tirées de la *forme de l'appareil*, de la *disposition moléculaire du liquide*, du *degré de pression* déterminé par un manomètre hydraulique, *du degré de la température*, non de l'eau, mais *du malade*, etc., etc.

Nous l'affirmons sans crainte d'être démenti par aucun des nombreux médecins qui ont suivi la clinique de M. Fleury à Bellevue, à l'hôpital militaire de Bruxelles, par aucun de ceux qui la suivent à Plessis-Lalande, ce n'est qu'après vu — beaucoup vu et bien vu — opérer le Maître, que l'on peut se faire une idée complète et exacte de la doctrine, de l'action et de l'efficacité de l'hydrothérapie scientifique et méthodique qu'il a créée.

M. Delmas n'a pas été suffisamment *élève*, pour pouvoir aujourd'hui se poser en *maître*.

La sixième et dernière des questions que l'on a *daigné* poser à M. Delmas est la suivante :

*Quelles sont les indications et les contre-indications de l'hydrothérapie?*

Nous revoici en présence de ces fameuses INDICATIONS et CONTRE-INDICATIONS que M. Leroy-Dupré a déjà si « *judicieusement* » établies dans une brochure restée célèbre dans les fastes des joyeusetés médicales, et dont nos lecteurs ont apprécié les supercoquentieux mérites; de ces fameuses INDICATIONS et CONTRE-INDICATIONS qui serviront de *base*, de *boussole* et de PIERRE ANGULAIRE à l'HYDROTHÉRAPIE POSITIVE..... lorsque cette hydrothérapie aura été mise au jour par M. Tartivel. Voyons comment s'en tire M. Delmas.

« Il ne faudrait pas croire, dit-il, qu'il n'y ait aucune contre-indication *absolue* à cette méthode de traitement, comme l'avance M. Fleury » (p. 61).

Commençons par bien établir le terrain de la discussion. M. Fleury déclare que dans le domaine des maladies chroniques il n'existe pas de contre-indication ABSOLUE à l'application de l'hydrothérapie, en comprenant sous ce nom tous les agents *ayant l'eau froide pour base, depuis la simple compresse mouillée et tordue, jusqu'à la douche verticale en colonne.*

C'est contrairement à cette déclaration que M. Delmas veut établir qu'il existe, à l'endroit *de l'hydrothérapie, trois sortes de contre-indications.*

*I. — Contre-indications qui se rattachent à l'emploi de tels ou tels appareils, de préférence à tous autres, dangereux ou inutiles, dans ces cas particuliers.*

Mais, cher hydropathe de Bordeaux, qu'a donc fait M. Fleury, en 1848, lorsque décomposant la très-complexe formule priessnitzienne, il a étudié séparément l'action physiologique et thérapeutique de chacun des appareils, et publié ses *Recherches et observations sur les effets et l'opportunité des divers modificateurs dits hydrothérapiques?*

L'hydrothérapie scientique et méthodique ne repose-t-elle pas tout entière sur cette étude, et n'est-ce point par là qu'elle diffère si essentiellement de l'hydrothérapie formulée, systématique et empirique de Priessnitz ?

Tout a été fait à cet égard, et si bien fait que M. Delmas ne tente pas de le refaire ; aussi, lorsqu'il formule ses contre-indications dans leurs rapports avec le choix à opérer dans les divers *appareils* HYDROTHÉRAPIQUES, s'adresse-t-il principalement à *la sudation en* ÉTUVE SÈCHE !! — C'est-à-dire à l'emploi du *calorique*, agent dont l'étude thérapeutique et clinique est due à M. Fleury, et a été tracée par lui d'une manière complète (p. 95-126).

« M. Fleury, dit plus loin M. Delmas (p. 64), ne craint pas d'appliquer la sudation ET LA PISCINE à l'époque menstruelle. » — Nous pouvons affirmer que jamais M. Fleury n'a soumis l'*époque menstruelle* à cette épreuve ; tout au plus aurait-il pu l'imposer à quelques malades pendant leur époque menstruelle ; mais en a-t-il été ainsi? Nous lisons dans le *Traité d'hydrothérapie :*

« Toutes les femmes ont pris, pendant l'époque « menstruelle, des *douches générales*, en pluie « ou en nappe, précédées ou non de transpira- « tion » (p. 292), mais nulle part n'est fait mention de la PISCINE. Nous réclamons par conséquent de M. Delmas une indication bibliographique.

« Il est des cas, continue M. Delmas, où ces applications sont d'une innocuité parfaite, il en est d'autres où, même avec la direction médicale la plus intelligente et les appareils les mieux appropriés, il peut survenir quelques accidents. »

Rassurez-vous, toutefois, M. Delmas veut bien nous apprendre que les accidents ne sont *jamais graves*. A la vérité M. Fleury pense que si des accidents survenaient dans ces circonstances, *ils seraient presque toujours très-graves.*

La citation ci-dessus vous a fait penser, sans doute, que pour M. Delmas, l'hydrothérapie *appliquée à l'époque menstruelle*, ne peut être que d'une innocuité indifférente ou capable de produire des accidents.

Détrompez-vous ! M. Delmas avoue qu'il en a « *retiré souvent d'excellents résultats.* » — Sou- « vent, mais *pas toujours*, » ajoute malicieusement M. Delmas. — Eh bien! nous nous en doutions un peu!

II. — *Contre-indications qui se rattachent aux cas dans lesquels le traitement, quelque bien fait qu'il soit, sera* TOUJOURS *suivi d'un insuccès immédiat ou à très-courte échéance.*

M. Delmas est *bien fort* s'il peut *toujours* déterminer, *a priori*, les cas dans lesquels l'hydrothérapie doit être suivie d'un insuccès immédiat ou à très-courte échéance, car M. Fleury a publié de nombreuses observations où l'on voit des guérisons complètes et définitives obtenues sur des malades pour lesquels l'hydrothérapie lui avait paru devoir rester inefficace !

M. Delmas admet et accepte que l'on adoucit les souffrances et qu'on prolonge l'existence de certains malades fatalement condamnés à périr, mais « à une condition, dit-il, c'est que l'affection organique (cancer, phthisie, néphrite albumineuse, maladie organique du cœur) *soit tout à fait à son début.* »

M. Delmas ne connaît donc pas les observations qu'a publiées depuis vingt-trois ans l'auteur du *Traité d'hydrothérapie*, et il est fort singulier que sa doctrine se fasse jour précisément au moment même où M. Fleury a inséré, dans ce journal, des observations de phthisie pulmonaire, de maladies organiques du cœur, de néphrite albumineuse, etc., qui ont fixé l'attention du monde savant (1).

Que de malades ont guéri entre les mains de M. Fleury, qui seraient morts entre celles de M. Delmas, parce que l'hydropathe de Bordeaux les aurait considérés comme ne pouvant « *que compromettre la méthode dans une tentative que rien ne justifie.* »

(1) *Clinique hydrothérapique de Plessis-Lalande*, 2e fascicule, 1868-1869, chez Asselin, à Paris.

Croyez-nous, Monsieur ; redoutez moins de compromettre la méthode et vous-même ; préoccupez-vous davantage des souffrances, de la vie des malades ; appliquez l'hydrothérapie avec autant de science, de méthode, de prudence que M. Fleury, et vous verrez diminuer de beaucoup le nombre de vos contre-indications qui déjà, d'après votre propre aveu, sont « RARES »

III. — *Contre-indications qui se rattachent aux cas dans lesquels le traitement est suivi, quelles que soient les précautions prises, d'une aggravation immédiate ou à bref délai, ou même d'accidents immédiatement mortels.* »

Voilà qui devient singulièrement grave, et ici M. Delmas va se montrer précis, explicite ; il va produire des observations péremptoires.

Rien de tout cela ; voici les propres paroles de M. Delmas.

« Nous avons eu l'occasion d'employer l'eau froide et la sudation chez des sujets atteints de rhumatismes *offrant des traces* de péricardite et d'endocardite ancienne, *sans aucune espèce d'inconvénients* (Est-ce le traitement qui a été, ou la péricardite et l'endocardite qui étaient sans aucune espèce d'inconvénients?). Le plus souvent, *il devait exister* chez ces sujets de légères altérations valvulaires traduites par des bruits de souffle anormaux. Mais nous *n'aurions* jamais agi de la sorte dans l'hydropéricarde, dans les anévrismes vrais du cœur et des gros vaisseaux, et dans *l'insuffisance d'origine organique* (sic). Le refoulement du sang de la périphérie au centre produit par la première impression de l'eau froide *exposerait* alors à des accidents fort graves; nous redouterions la même *terminaison* (*les accidents fort graves*!) dans l'œdème du poumon, l'anasarque générale chronique et dans la période avancée de la maladie de Brighl, aiguë ou chronique (p. 68).

Ceci n'est discutable ni au point de vue de la langue française, ni à celui de la clinique médicale, ni à celui de l'hydrothérapie scientifique, et nous ne pouvons que donner un conseil à M. Delmas : celui de lire, de relire, de méditer la clinique de M. Fleury, et de consulter MM. Bouillaud, Auburtin, Péter, Monneret, etc. Que vous fassiez de la théorie, monsieur, — et l'on a vu à l'aide de quel procédé vous la fabriquez, — passe encore, mais, en vérité je vous le dis, vous êtes encore un peu bien jeune et bien inexpérimenté pour entrer en lutte, sur le terrain de la clinique, avec celui que de plus autorisés que vous appellent le *Maître*.

En ce qui concerne *les accidents immédiatement mortels*, savez vous, chers lecteurs, sur quoi s'appuie M. Delmas? Je vous le donne en dix, en cent, en mille, en 465 millions!

M. Delmas cite l'observation fameuse de ce malade, atteint d'une affection du cœur, qui, au dire de M. Leroy-Dupré, est mort, en poussant *un* cri *unique*, pour avoir reçu, COUCHÉ qu'il était sur un fond de bois, une douche *d'une seconde* (p. 68).

A cette observation, nous avons opposé, il y a un an, les trois considérations suivantes :

1° Un médecin instruit et expérimenté ne donne pas des *douches* froides à un moribond arrivé au dernier terme d'une affection organique du cœur.

2° Dans les conditions indiquées, il n'administre pas la digitale.

3° Enfin, s'il se décide à essayer les douches, il se garde bien, — à moins qu'il *ne veuille tuer son malade*, — de lui faire prendre la douche, COUCHÉ sur un fond de bois, — ou sur toute autre chose (1).

S'il n'était pas superflu, ridicule, honteux d'insister, nous dirions aujourd'hui à M. Delmas :

« Eh quoi ! ne voyez-vous pas, ne comprenez-vous pas qu'il ne peut s'agir ici de l'hydrothérapie, mais de l'hydropathe ! non de la maladie, mais du procédé opératoire.

« Si, au lieu de *coucher* le malade sur un fond de bois pour lui administrer une *douche*, on s'était contenté de lui appliquer sur la région précordiale une compresse tordue, on ne l'eût certainement pas *tué*, et on l'eût, peut-être, *soulagé*.

« Ne comprenez-vous pas qu'ici-même il n'existait pas de contre-indication ABSOLUE, et que l'exemple que vous placez dans votre troisième catégorie, appartient de plein droit à la première : *Emploi de tel ou tel appareil de préférence à tout autre*, etc.

(1) *Mouvement médical*, loc. cit.

Telle est l'œuvre de M. Delmas, et malgré les décevantes promesses du titre, nous aurions laissé cette brochure rejoindre en paix tant d'élucubrations mort-nées, dont personne ne parle, mais dont tout le monde apprécie la science et le « *désintéressement,* » si, à l'occasion de ce triste *factum*, un fait regrettable ne s'était produit.

Ce fait est l'intervention d'un médecin connu par des travaux recommandables, lequel, dans la *Revue d'hydrologie médicale*, publiée à Strasbourg (numéro du 28 février 1869), n'a pas craint de se faire l'écho de M. Delmas, et de féliciter celui-ci d'un travail qui, *entre autres mérites, a celui de chercher à restreindre le domaine de l'hydrothérapie !*

En vérité, M. Villemin a mieux à faire qu'à se constituer le thuriféraire de M. Delmas, et la tâche qu'il vient d'accomplir n'est pas de nature à provoquer la confiance des médecins, à l'endroit de ses expériences sur la contagion de la tuberculose.

Quoi qu'il en soit, c'est aux éloges trop complaisants de M. Villemin que M. Delmas est redevable de la critique que nous avons faite de son *factum*, critique sévère peut-être, mais juste, et parfaitement « *désintéressée,* » puisque nous ne pratiquons l'hydrothérapie ni à domicile, si ce n'est pour notre propre compte, ni dans aucun établissement (1).

(1) M. Delmas a osé écrire les lignes suivantes, à propos de l'hydrothérapie à domicile :

« *Pareil travail n'a jamais été entrepris jusqu'à ce jour. Plusieurs auteurs ont bien consacré quelques lignes, quel-*

Un dernier mot, maintenant, pour justifier notre titre et prouver à M. Delmas que nous sommes très-désintéressés dans le débat.

Si, comme le *Mouvement* a déjà eu l'occasion de le dire à d'autres auteurs, — M. Delmas a purement et simplement copié, nous aimons les gens qui copient si bien. — Si M. Delmas a deviné et trouvé de lui-même les passages de MM. Fleury, Pontevès, Dally, etc., nous aimons les gens qui trouvent si bien, et nous pourrions au besoin lui offrir une place au *Mouvement médical*, si jamais il avait le désir d'entrer dans le journalisme. N. PASCAL.

*ques pages même, à cette étude, à la fin de leurs ouvrages sur la thérapeutique hydrothérapique; mais* ils semblent avoir mis *tant de parcimonie dans l'énoncé de leurs idées à cet égard et dans les préceptes posés, qu'ils paraissent avoir plutôt obéi à un sentiment de conscience que de conviction scientifique;* NOUS N'OSERIONS PAS AJOUTER D'INDÉPENDANCE ET DE DÉSINTÉRESSEMENT MÉDICAUX. »

Que vous en *semble* de cette odieuse et insolente insinuation?

M. Delmas croit donc avoir donné, lui, une grande preuve de *désintéressement* en préconisant l'*hydrothérapie à domicile?* Peuh! qui sait? — Comme il a soin d'ajouter *que la présence du médecin est toujours nécessaire,* nous serions en droit de dire que ce *désintéressement* a pour objet d'occuper d'une façon *philanthropique* les nombreux loisirs que laisse probablement à M. Delmas la direction de son établissement. — Nous ne le dirons pas. N. P.

## DU TRAITEMENT HYDROTHÉRAPIQUE

### DE L'ALBUMINURIE.

Nous avons dit : « Lorsque l'albuminurie est ré-
« cente, aiguë, lorsqu'elle n'est encore que le ré-
« sultat d'une simple *congestion rénale*, l'hydro-
« thérapie en est le *traitement curatif* héroïque ;
« lorsque l'albuminurie est ancienne, chronique,
« lorsqu'elle se rattache à une dégénérescence des
« reins (*maladie de Bright*), l'hydrothérapie ne
« peut plus être qu'un *traitement palliatif*, mais il
« est le plus efficace, le plus utile de tous ceux
« auxquels on peut avoir recours (1). »

Et ces assertions étaient confirmées par Becquerel, qui nous écrivait, en 1855 :

« En faisant usage de l'hydrothérapie d'après
« votre méthode, j'ai obtenu, *dans plus de vingt cas*
« *de maladie de Bright aiguë*, la disparition rapide
« *et la guérison complète, sans récidive*, de l'affec-
« tion ; dans la forme *chronique*, j'ai obtenu une
« diminution plus ou moins considérable dans la
« proportion de l'albumine, une diminution ou la
« disparition de l'hydropisie, un rétablissement
« plus ou moins complet des forces, et j'ai pu pro-
« longer la vie. »

Aujourd'hui, c'est une pratique de vingt années qui justifie l'exactitude de ces propositions, et cependant, il est encore fort peu de médecins qui sachent — ou qui veuillent — appliquer l'hydrothérapie au traitement de l'albuminurie, alors même, qu'après avoir épuisé toutes les ressources

1) *Traité d'hydrothérapie*, 3e édit., 1866, page 915.

de la thérapeutique usuelle, ils sont réduits à une radicale impuissance.

Faut-il considérer tous ces récalcitrants obstinés comme des hommes obéissant à un parti-pris peu honorable? Non, sans doute ; il en est qui n'ont que le tort de rester sous l'empire d'idées préconçues, systématiques, fausses ; de ne pas secouer le joug de vieux préjugés depuis longtemps renversés par l'expérience ; de confondre encore l'hydrothérapie scientifique avec l'hydrothérapie empirique, et de se persuader que leurs malades seraient soumis aux tortures irrationnelles et traditionnelles de Graefenberg, tortures *en désaccord complet avec toutes nos connaissances physiologiques et pathologiques*, comme le disait l'Académie de médecine.

C'est dans l'espoir de porter enfin la lumière de l'évidence dans ces esprits peu progressifs, mais du moins honnêtes, que nous allons produire de nouveaux faits, propres à démontrer aux plus incrédules la remarquable efficacité de l'hydrothérapie scientifique dans le traitement de l'albuminurie.

ALBUMINURIE CHRONIQUE. — En ce qui concerne l'albuminurie chronique, quelques mots suffisent.

En mai 1863, M. le vicomte de M..., albuminurique depuis plusieurs années, nous est adressé à Schwalheim par le docteur Balbiani. La maladie parait être d'origine rhumatismale ; elle a résisté à un grand nombre de traitements suivis sous la direction des praticiens les plus éminents de Paris, de Rayer en particulier, et c'est en désespoir de cause que l'on a fini par invoquer le secours de l'hydrothérapie, l'état général du malade étant devenu très-inquiétant : *Anorexie, dégoût pour les aliments, et surtout pour les viandes, dyspepsie, anémie profonde, affaiblissement considérable des forces musculaires, œdème permanent des extrémités inférieures, œdème intermittent de la face*, etc.

*L'examen des urines par la chaleur et par l'acide azotique décèle une proportion considérable d'albumine, et le précipité n'est point dissous par un excès d'acide.*

Quatre mois d'un traitement hydrothérapique méthodique suffirent pour ramener l'intégrité des fonctions digestives, reconstituer le sang, faire disparaître l'hydropisie, rétablir les forces. L'état général est si bon que si M. de M... ne savait pas que ses urines contiennent encore une certaine quantité d'albumine, il se considérerait comme l'homme le mieux portant de France et de Navarre.

*La quantité proportionnelle d'albumine est d'ailleurs beaucoup moins considérable, et le précipité est dissous par un excès d'acide azotique.* Nous reviendrons sur ces deux circonstances importantes.

En quittant Schwalheim, M. de M... prend envers nous l'engagement de continuer, à Paris, l'usage plus ou moins régulier et plus ou moins méthodique des douches froides. Il a tenu parole ; nous l'avons vu il y a peu de jours, et nous avons constaté que, depuis cinq ans, sa santé s'est encore améliorée.

En janvier 1864, nous sommes appelé à La Haye, pour M. le baron de L..., membre distingué de notre corps diplomatique.

M. de L... est albuminurique depuis quinze ans; il a épuisé sans succès toutes les ressources de la thérapeutique usuelle, jusque et y compris la cautérisation transcurrente, les moxas, l'électricité, etc.; depuis deux ans, les progrès de la maladie sont devenus beaucoup plus rapides, et les médecins ne lui dissimulent pas qu'il doit se préparer à une mort prochaine, à laquelle rien ne peut plus le soustraire.

Nous trouvons, en effet, le malade dans un état très-alarmant: l'anémie, la cachexie, l'anéantissement des forces sont à leur maximum; une infiltration séreuse considérable et permanente occupe les pieds, les jambes, les cuisses, le tissu cellulaire de la région lombaire et des flancs; il existe un épanchement ascitique notable; le pouls est petit et irrégulier.

L'examen des urines, par la chaleur et l'acide azotique, décèle une quantité considérable d'albumine, *et le précipité n'est pas dissous par un excès d'acide.*

Ce ne fut point sans hésitation que nous consentîmes à nous charger d'un malade dont la vie était aussi sérieusement compromise.

M. de L... fut transporté à Bruxelles, oú, pendant deux mois, nous lui fîmes subir un traitement hydrothérapique qui exigea beaucoup de soins et de prudence, en raison des difficultés que l'on rencontre pour provoquer une réaction satisfaisante chez un sujet affaibli et infiltré à ce point.

Les résultats de ce traitement si court, si insuffisant, furent inespérés et extraordinaires. L'hydropisie est réduite à un léger œdème des pieds, le malade mange avec appétit et digère bien; le sang est en bonne voie de reconstitution, et M. de L... se sent assez vigoureux pour retourner à La Haye, où l'appellent impérieusement les devoirs de son poste, mais il nous promet de reprendre son traitement dans le courant de l'été.

Au mois de juin, M. de L... est venu à Mondorf, où un nouveau traitement de deux mois a développé et consolidé une amélioration que l'on serait en droit de considérer comme une guérison, si l'on ne savait pas que l'urine contient encore de l'albumine; mais celle-ci est beaucoup moins abondante, *et le précipité est dissous par un excès d'acide azotique.*

Au mois de juin 1866, M. de L... a inauguré Plessis-Lalande, en nous disant qu'il n'y venait que par excès de prudence, sa santé ne lui laissant rien à désirer.

Nous pourrions multiplier les observations de ce genre : mais elles se ressemblent toutes, et celles qu'on vient de lire suffisent pour montrer quels éminents services peut rendre, dans le traitement de l'albuminurie chronique, l'hydrothérapie mise en œuvre par des mains habiles et expérimentées.

Voici deux malades qui, en présence de l'impuissance absolue de la thérapeutique usuelle, n'avaient manifestement que peu de temps à vivre. L'hydrothérapie scientifique intervient, et non-seulement les malades vivent encore au bout de six ans, mais ils vivent bien, et de manière à pouvoir vivre encore longtemps ainsi.

Il faut conclure de ces faits, que, même dans les cas où la maladie remonte à dix ou quinze années; où, selon toutes probabilités, les reins ont subi la dégénérescence qui caractérise la *maladie de Bright*, la *congestion* joue encore un rôle considérable dans la genèse de l'albuminurie et dans le développement de tous les phénomènes morbides qui en sont les conséquences immédiates.

Comment expliquer autrement l'efficacité *spécifique* qui, dans ces circonstances comme dans tant d'autres, appartient à l'hydrothérapie?

En ce qui concerne l'examen des urines, nous avons signalé deux résultats chimiques différents, qu'il importe d'étudier.

Au début, avant toute application hydrothérapique, et alors que les phénomènes morbides, — spécialement l'anémie et l'hydropisie, — sont à leur maximum, nous constatons que le précipité albumineux produit par l'acide azotique, et surtout que celui produit par la chaleur, n'est point dissous par un excès d'acide azotique, à moins que l'excès ne soit excessif, et nous savons, d'ailleurs, qu'il en est toujours ainsi lorsque le précipité est formé par de l'albumine proprement dite.

Vers la fin du traitement hydrothéraqique, et alors que les phénomènes morbides, — et spécialement l'anémie et l'hydropisie, — ont disparu, le précipité est dissous avec effervescence par un léger excès d'acide azotique. A ce moment, le précipité n'est-il donc plus albumineux? « Il l'est toujours, nous ont répondu les chimistes que nous avons interrogés ; seulement il n'est plus formé par de l'albumine proprement dite, il est formé par de l'albumine modifiée dans sa composition chimique ; il est formé par cette substance à laquelle Mialhe a donné le nom d'*albuminose.* »

Nous ne sommes pas compétent pour discuter une semblable question, mais, si nous ne sommes pas chimiste, nous sommes clinicien, et à ce titre nous ne craignons pas de dire que l'examen des urines présente encore de nombreux *desiderata* qui certes ne sont pas indignes de fixer l'attention des Berthelot et des Wurtz.

Quoi qu'il en soit, il existe entre ces trois termes: 1° l'ensemble symptomatique ; 2° le précipité albumineux ; 3° le traitement hydrothérapique, un rapport que nous verrons se reproduire dans les observations qui vont suivre, et dont il est bon de déterminer nettement la valeur pathogénique et thérapeutique.

L'albumine excrétée se modifie-t-elle, parce que, sous l'influence du traitement hydrothérapique, l'ensemble symptomatique s'améliore en raison de l'*action reconstitutive* exercée par l'eau froide sur l'innervation, la circulation, la nutrition, le sang, — c'est-à-dire sur l'*état général* du sujet ?

L'ensemble symptomatique s'améliore-t-il parce que, sous l'influence du traitement hydrothérapique, l'albuminurie se modifie au double point de vue de la quantité et de la composition chimique de la substance excrétée, en raison de l'*action révulsive* exercée par l'eau froide sur les reins et sur la *congestion locale* dont les organes sont atteints?

L'on sait déjà que cette dernière interprétation est celle que nous adoptons, et nos doctrines sont assez connues pour que nous puissions nous dispenser d'expliquer et de justifier ce choix ; mais si le lecteur veut bien y réfléchir, il en déduira des considérations de physiologie pathogénique qui lui feront comprendre que c'est à titre d'agent de la physiologie curative que l'hydrothérapie nous offre ici une efficacité spécifique laquelle est *en parfait accord avec les belles et récentes découvertes de l'histologie, de la physiologie et de la pathogénie.*

ALBUMINURIE AIGUE. — Ici, il ne s'agit plus de soulager les malades et de prolonger leur existence; il s'agit de les guérir complétement, en s'opposant à ce que l'albuminurie passe de l'état aigu à l'état chronique, transformation mortelle que la thérapeutique usuelle est réduite, trop souvent, à ne pouvoir empêcher.

Les observations qu'on va lire prouvent que l'hydrothérapie possède, au contraire, à cet égard, une grande et bienfaisante puissance.

OBS. 1. — Le 12 octobre 1867, M. le docteur Meyer, de Fegersheim, nous écrivait la lettre suivante :

Monsieur et très-honoré confrère,

Permettez-moi de m'adresser à vous dans l'intérêt de mon fils, âgé de 12 ans, dont la santé m'inspire de vives inquiétudes.

Cet enfant, né faible mais vivace, n'a commencé à marcher que vers l'âge de vingt mois ; à trois ans, il a eu la coqueluche, et à quatre ans la scarlatine. La fièvre éruptive a été accompagnée de violentes douleurs dans les genoux, mais elle a été régulière et n'a pas été suivie d'albuminurie et d'œdème.

A l'âge de 5 ans, en avril 1860, l'enfant a eu une pneumonie très-grave du sommet, à droite, et, dans le courant de l'été et de l'automne, à quatre reprises différentes, il a présenté des symptômes de broncho-pneumonie ou, tout au moins, de bronchite capillaire. Ces affections thoraciques ont, d'ailleurs, été bénignes, et ont disparu sans laisser aucune trace.

Pendant les cinq années suivantes, la santé a été excellente, et l'enfant s'est parfaitement développé sous tous les rapports.

Dans les premiers jours du mois de mai 1866, l'enfant joue pendant une grande partie de la journée en plein air, le temps étant froid et pluvieux ; le lendemain, il se plaint de soif, de chaleur et d'un besoin fréquent d'uriner ; la miction est très-douloureuse ; l'urine contient une notable proportion de sang, et se prend en masse lorsque l'on y verse de l'acide nitrique.

Une application de ventouses scarifiées sur les régions rénales et vésicale et des cataplasmes émollients amènent un peu de soulagement, mais alors l'enfant commence à se plaindre d'un violent point de côté, et bientôt l'on constate l'existence d'une pneumonie occupant la base du poumon gauche ; elle est accompagnée et suivie d'une éruption miliaire confluente. L'on pratique une saignée du bras, et l'on administre à hautes doses la digitale et le kermès. Vers le douzième jour, la résolution est complète.

Cependant les urines, quoique moins épaisses et moins sanguinolentes, étaient toujours albumineuses, et elles ont conservé ce caractère pendant six semaines. (*Eau de Soultzmatt, additionnée de bi-carbonate de soude.*)

Vers le mois de juillet, la guérison était complète et la santé s'est maintenue bonne jusqu'au mois d'octobre. A cette époque, après une longue promenade dans les champs par un temps sec et frais, l'enfant accuse des envies fréquentes d'uriner, il se déclare un mouvement fébrile, et l'on voit se reproduire les accidents déjà signalés : miction douloureuse, urine sanguinolente et albumineuse.

*Saignée du bras, ventouses scarifiées sur les régions rénales, perchlorure de fer à l'intérieur, bains de vapeur.*

Les urines ne redeviennent normales qu'au bout de trois semaines, et la santé, dès lors, ne tarde pas à se rétablir.

Au mois d'avril 1867, les mêmes accidents se reproduisent pour la troisième fois, mais ils ne durent que huit jours. (*Bains de vapeur, bicarbonate de soude.*)

Du mois d'avril au 15 juillet, à intervalles irréguliers et en l'absence de toutes causes déterminantes appréciables, les mêmes accidents se sont montrés cinq fois, pour ne durer, chaque fois, que quatre à cinq jours.

Depuis le 15 juillet jusqu'au 20 septembre, les urines ont été souvent albumineuses pendant plusieurs jours, mais les phénomènes aigus ont disparu.

(*Bains de vapeur, alcalins, perchlorure de fer, tartrate de fer et de potasse.*)

Depuis le 20 septembre, l'albumine n'a plus disparu et les urines de la journée, celles surtout qui sont rendues après les repas, en contiennent beaucoup plus que les urines du matin.

Le 11 octobre, les urines sont soumises, à l'hôpital civil de Strasbourg, à une analyse très-minutieuse, dont voici le résultat :

Quantité des urines sécrétées en 24 heures, 2,000 centimètres cubes.

| | |
|---|---|
| Densité à 15° | 1010,2 |
| Réaction | acide. |
| Acide libre | 0,52 |
| Eau | 1936gr,20 |
| Matières solides | 63, 80 |
| Albumine | 0, 16 |
| Urée | 19, 40 |
| Acide urique | 0, 16 |
| Matières extractives | 8, 48 |
| Sels inorganiques | 15, 60 |
| Chlorure de sodium | 11, 40 |
| Phosphate de chaux | 0, 92 |
| Phosphate de magnésie | 1, 60 |

Acide phosphorique . . . 1, 80
Acide sulfurique . . . . . 1, 90

En examinant au microscope le dépôt formé au bout de 24 heures, l'on y trouve des tubes épithéliaux et des tubes granuleux. Il n'existe ni cylindres hyalins ni moules graisseux.

En présence de ces résultats de l'examen chimique et micrographique, M. le professeur Hecht a porté le diagnostic suivant :

*Néphrite albumineuse n'ayant pas encore atteint le deuxième degré, puisque les cylindres graisseux manquent.*

Voilà où nous en sommes. Que faut-il faire ? Que peut désormais la thérapeutique usuelle ? Que pourrait l'hydrothérapie scientifique ?

C'est avec une entière confiance, Monsieur et honoré confrère, que je soumets ces questions à votre expérience et à votre conscience, et je m'estimerai heureux si votre réponse m'autorisait à vous envoyer mon pauvre enfant.

Agréez, etc. D^r^ Meyer.

Le 19 octobre, madame Meyer venait, avec son fils, s'installer à Plessis-Lalande.

*Etat actuel du malade.* — L'enfant est pâle et manifestement anémique ; il est trop faible pour jouer, pour courir et même pour marcher au delà de quelques minutes ; il est très-sensible aux influences atmosphériques et se plaint toujours d'avoir froid ; les fonctions digestives sont languissantes ; céphalalgies fréquentes ; nulle trace d'œdème. Les urines sont fortement albumineuses ; le précipité produit soit par l'acide azotique, soit par la chaleur, n'est pas dissous par un excès d'acide.

Le traitement hydrothérapique est immédiatement commencé. Il consiste dans l'administration bi-quotidienne de douches générales révulsives (en pluie et en jet mobile) d'une durée de 20 à 30 secondes.

19 *décembre.* — Amélioration considérable ; l'appétit

est vif, les digestions sont bonnes, le teint s'anime, les forces reviennent.

La proportion de l'albumine a beaucoup diminué ; le précipité produit soit par l'acide azotique, soit par la chaleur, se dissout avec effervescence par un excès d'acide.

16 *janvier* 1868. — La santé générale ne laisse rien à désirer ; la chaleur et l'acide azotique ne décèlent plus trace d'albumine dans les urines.

7 *février*. — En l'absence de toute cause appréciable, l'enfant éprouve, tout à coup, des envies fréquentes d'uriner ; la miction est douloureuse, les urines sont sanguinolentes et albumineuses. Pas de mouvement fébrile. Le troisième jour, tout rentre dans l'ordre, mais cette nouvelle *congestion rénale* montre que l'enfant n'est pas guéri, et l'on décide que le traitement sera continué.

3 *mars*. — Les mêmes accidents se reproduisent encore une fois, et suivent la même marche.

4 *mai*. — La santé générale est florissante et, depuis deux mois, aucun accident n'est venu la troubler. L'enfant quitte Plessis-Lalande, mais son père a fait installer chez lui des appareils hydrothérapiques et le traitement sera continué.

Le 15 juillet, nous recevions de notre confrère la lettre suivante :

Monsieur et très-honoré confrère,

Lucien nous est revenu avec toutes les apparences de la santé la plus florissante, et nous le considérions comme guéri lorsque, tout à coup, se sont produits les accidents que vous connaissez ; ils ont été de courte durée, et aujourd'hui l'*acide nitrique ne décèle à peu près rien ; mais si l'urine est additionnée d'acide acétique et chauffée, elle laisse déposer des traces d'albumine.*

Ne parviendrons-nous donc pas à déraciner le mal ? etc.

Dr MEYER.

Nous répondîmes à notre confrère qu'il fallait continuer l'hydrothérapie avec une inébranlable confiance, et que notre conviction était qu'à la condition d'une persévérance suffisante une guérison complète serait obtenue. Nous le priâmes, en outre, de vouloir bien employer pour l'examen des urines le même procédé que nous, celui qu'il nous indiquait nous paraissant être peu rationnel.

Lorsque l'on veut rechercher l'albumine par la chaleur, il faut, au préalable, constater si l'urine est acide, alcaline ou neutre ; dans les deux derniers cas, il faut l'acidifier avant de la chauffer, mais ici, l'urine étant acide, pourquoi y verser de l'acide acétique, lequel dissout l'albumine?

Les prétendues *traces d'albumine* obtenues par ce procédé sont-elles bien albumineuses ? Rien ne l'indique. Comment, si l'urine contient de l'albumine, celle-ci ne serait-elle pas décélée par l'acide nitrique ? Il faut donc s'en tenir aux procédés usités et sanctionnés par l'expérience.

Nous pouvons ajouter que la question a été soumise dans ces termes à notre confrère Grassi, et que l'éminent chimiste a complétement partagé notre opinion.

Le 2 janvier 1869, nous avons eu l'extrême satisfaction de recevoir la lettre suivante :

Monsieur et très-honoré confrère,

Pour le coup, je considère Lucien comme guéri ! Depuis trois mois je n'ai plus découvert d'albumine dans ses urines, et sa dernière rechute, — d'une journée de durée seulement, — date du mois d'août.

Ce résultat est dû aux douches qui ont été données avec persévérance, et je suis bien heureux d'avoir eu confiance jusqu'au bout en vous et en l'hydrothérapie.

Pensez-vous qu'il faille encore continuer le traitement? Donnez-moi vos instructions, elles seront suivies, etc. Dr Meyer.

Les enseignements pathogéniques et thérapeutiques que fournit cette observation sont faciles à saisir, et il nous suffira de les indiquer en quelques mots.

La *nature rhumatismale* de la maladie nous paraît être évidente. C'est manifestement sous l'influence du froid humide que se montrent les premiers accidents et les deux premières rechutes.

La *forme rhumatismale* est représentée par une *congestion rénale*, et l'on sait, en effet, que les reins appartiennent aux organes sur lesquels se porte de préférence la *cause rhumatique*.

La congestion est intense et produit une néphrorrhagie; cela est tout simple; mais du même coup elle détermine une albuminurie, et à ce point de vue l'observation est intéressante, parce qu'elle met en pleine lumière le rôle que joue la congestion dans la genèse de l'albuminurie.

L'hydrothérapie intervient après plusieurs médications restées sans succès, et elle fait assez rapidement justice de tous les phénomènes morbides; mais à plusieurs reprises, irrégulièrement, et en l'absence de toute cause déterminante *appréciable* ou *appréciée*, la congestion rénale se reproduit et ramène l'hématurie, la dysurie et l'albuminurie. C'est que la *diathèse rhumatismale* n'est pas encore détruite, et qu'elle continue à diriger sur les reins ses manifestations symptomatiques.

En présence de ces rechutes incessantes le doute, l'incertitude ont plusieurs fois pénétré dans l'esprit de notre confrère, et alors nous avons examiné ensemble les différentes hypothèses pathologiques qui se présentaient à nous, et discuté la valeur et l'opportunité des divers agents thérapeutiques indiqués par chacune de ces hypothèses.

Toujours ramenés vers la congestion et vers

l'hydrothérapie, nous ne nous sommes pas laissés écarter de la bonne voie, et le résultat a donné à notre persévérance la plus douce des récompenses.

OBS. II. — Mme X, femme d'un notaire du département du Bas-Rhin, est âgée de 32 ans ; elle est petite, mais bien constituée ; vers l'âge de 5 ans elle a eu la scarlatine, mais elle ne peut nous dire quels ont été les caractères de la fièvre éruptive, si elle a été suivie d'anasarque, etc. En dehors de cette affection elle n'a jamais été malade. La menstruation s'est établie sans aucune difficulté à 13 ans ; Mme X. a été mariée en 1854, et elle a quatre enfants qui jouissent tous d'une santé excellente.

Le 6 janvier 1868, Mme X. éprouve une légère courbature générale, qu'elle attribue aux soins, plus assidus que de coutume, qu'elle a donnés la veille à son ménage et à ses enfants.

Dans la nuit du 6 au 7, elle est réveillée tout à coup par une céphalalgie atroce, accompagnée de vomissements bilieux. Le 7, la courbature générale s'accentue davantage et il survient un violent coryza. Le lendemain l'on constate l'existence d'une laryngo-bronchite subaiguë et la malade a de la diarrhée. Les règles ont paru et suivent leurs cours habituel.

Le 12, Mme X. constate, à son réveil, qu'elle a les paupières très-gonflées, et bientôt l'œdème envahit les pieds, les jambes, les cuisses, enfin les membres supérieurs et principalement la face dorsale des mains. Un mouvement fébrile se déclare et il est accompagné d'anorexie, de nausées, de constipation, d'une sensation de pesanteur dans les lombes, d'une tension douloureuse des téguments, d'insomnie. Il n'existe aucune douleur dans les régions rénales, et la pression n'en provoque pas ; cependant les urines contiennent du sang et une quantité considérable d'albumine.

En présence d'un état aigu aussi manifeste et aussi violent, M. le docteur Meyer jugea, tout naturellement, qu'il était indiqué de tirer du sang, et une saignée du bras fut pratiquée.

Le lendemain, bain de vapeur et administration d'un purgatif salin.

Le surlendemain, nouvelle saignée du bras et application de ventouses scarifiées sur les régions rénales.

Sous l'influence de ce traitement énergique l'anasarque disparaît complétement, mais la malade reste faible, languissante, et les urines sont toujours chargées de sang et d'albumine.

Dans les premiers jours de février, M. le professeur Schutzenberger, de Strasbourg, est appelé en consultation, et l'on administre du perchlorure de fer et plus tard de l'acide gallique.

Ces traitements ne modifient en rien la composition des urines, et ne mettent aucun obstacle à l'aggravation progressive d'un ensemble de phénomènes morbides qui peut être résumé de la manière suivante :

Anorexie, dyspepsie, constipation opiniâtre; céphalalgie et insomnie persistantes; anémie à marche rapide, faiblesse extrême; sensibilité excessive à l'endroit des influences atmosphériques, les sensations de froid étant plus marquées dans les régions rénales.

Vers la fin du mois, M. le docteur Meyer, justement convaincu de l'impuissance de la thérapeutique usuelle, indique l'hydrothérapie et propose d'envoyer la malade à Plessis-Lalande.

Cette proposition soulève une opposition formidable parmi les parents, les amis, l'entourage de la malade, et l'on invoque les lumières et les conseils des médecins les plus renommés du Haut et du Bas Rhin.

Tous ces honorables confrères, — tous, sans exception, — repoussent l'avis du docteur Meyer. « La ma-
« lade n'est pas transportable, disent les uns. — Ce n'est
« pas dans une pareille saison, disent les autres, que
« l'on peut faire voyager madame X. et la soumettre
« à un traitement hydrothérapique. — L'hydrothéra-
« pie n'est pas indiquée en semblable occurrence, ar-
« ticulent ceux-ci. — Les applications hydrothéra-
« piques pourraient amener des accidents rapidement
« mortels, s'écrient ceux-là. — Nous ne croyons pas à
« l'hydrothérapie, auraient même bégayé quelques-
« uns, et malgré les affirmations de Fleury nous ne
« pouvons consentir à livrer la malade à toutes les
« chances imprévues d'une médication si hasardeuse. »
— *Proh pudor !*

Le 28 février, M. le docteur Meyer nous écrit, et après nous avoir fait connaître les détails qu'on vient de lire, il nous demande si nous accepterions la responsabilité du transport de la malade, et de l'application du traitement hydrothérapique.

Nous répondons affirmativement. Pendant quinze jours encore la lutte se poursuit autour de la malade; mais le docteur Meyer insiste avec une courageuse et honorable fermeté; mais madame X. va de mal en pis, et elle sait que le jeune Meyer, albuminurique comme elle, est à Plessis-Lalande et qu'il va beaucoup mieux. Le 19 mars, M. X. nous amène sa femme, et reçoit de notre bouche l'assurance que si nous ne la guérissons pas, du moins ne la tuerons-nous pas.

*État actuel.* — Sans revenir sur des détails déjà connus, nous dirons seulement que l'anémie dans laquelle est plongée madame X. est arrivée à ce point, qu'elle constitue, à elle seule, un état fort grave;

l'appétit est nul, la digestion très-mauvaise, la constipation constante, les pieds et la face sont le siége d'un œdème intermittent, irrégulier, mais se montrant surtout le soir et le matin ; la céphalalgie et l'insomnie sont, toutefois, les symptômes dont la malade se plaint le plus vivement.

*Les urines laissent déposer une quantité notable de sang et elles donnent, par la chaleur et par l'acide azotique, un précipité albumineux qui n'est pas dissous par un excès d'acide.*

Le traitement hydrothérapique est immédiatement commencé, et il consiste dans l'administration biquotidienne de douches révulsives générales, en pluie et en jet, très-courtes.

19 *avril.* — Le dépôt sanguin est toujours le même, mais le précipité albumineux est moins considérable, et il est dissous par un excès d'acide. Dès les premières douches la céphalalgie et l'insomnie ont disparu, au grand étonnement et à la vive satisfaction de la malade; l'état des fonctions digestives est plus satisfaisant, le teint est moins blafard, la faiblesse a diminué; il n'existe plus d'œdème.

19 *mai.* — Les urines ne contiennent plus d'albumine, mais elles laissent encore déposer une certaine quantité de sang. L'état général est bon ; la malade mange avec appétit, digère bien et se promène sans fatigue dans le parc.

19 *juin.* — Les urines laissent encore déposer une petite quantité de sang, cependant le teint est coloré et toutes les fonctions s'accomplissent parfaitement.

*Le 4 juillet*, madame X. quitte Plessis-Lalande dans un état de santé florissant, *quoique les urines laissent toujours déposer une petite quantité de sang.* Nous conseillons à la malade des applications répétées de ventouses sèches sur les régions rénales et la continuation du traitement hydrothérapique, sous forme de lotions d'eau froide.

*Le 18 juillet*, madame X. nous écrivait :

« Je ne parviens pas à me persuader que je suis « encore malade, tant j'éprouve de bien-être et de « vigueur ; du reste, M. le docteur Meyer m'a dé- « claré que mes urines ne présentent pas trace d'al- « bumine et qu'elles ne contiennent presque plus de « sang. »

Bientôt les urines devenaient normales et madame X. jouissait d'une santé excellente qui ne s'est pas démentie, car le 11 décembre elle nous écrivait :

« Il n'y a pas eu chez moi l'ombre d'une rechute; « ma guérison est complète, radicale, et je voudrais « que vous puissiez comparer ma mine de prospérité « actuelle avec le visage blême que je vous ai apporté « à Plessis. Grâces vous soient rendues, mon cher et « bon docteur, etc. »

Il est inutile d'insister sur la valeur de cette observation, mais il est un point que nous ne saurions passer sous silence.

Que serait-il arrivé sans l'intelligente et louable insistance de notre confrère Meyer? L'albuminurie aurait passé à l'état chronique, la congestion rénale se serait transformée en dégénérescence, et Mme. X... verrait aujourd'hui sa santé à jamais altérée, et sa vie sérieusement compromise dans un avenir relativement prochain !

Or les albuminuries aiguës sont très-fréquentes, et les docteurs Meyer sont fort rares.

La science et l'humanité n'ont-elles pas le droit et le devoir de protester hautement contre l'injustifiable opposition faite, dans cette circonstance, à l'hydrothérapie, par de nombreux médecins dont le talent ne saurait être mis en doute?

Comment expliquer cette opposition, en présence des faits que nous avons produits depuis vingt ans, et de cette affirmation si nette et si précise de Becquerel :

« En faisant usage de l'hydrothérapie d'après
« votre méthode, j'ai obtenu, *dans plus de vingt*
« *cas de maladie de Bright aiguë*, la disparition
« rapide et la GUÉRISON COMPLÈTE, SANS RÉCIDIVE,
« de l'affection. »

Que l'on ignore ces faits et cette affirmation, que l'on soit peu initié aux progrès contemporains de la science, cela ne nous étonne que médiocrement; que dans ces conditions l'on ne conseille point l'hydrothérapie, cela ne nous étonne pas du tout; mais que, l'initiative étant prise par un confrère d'un mérite reconnu, l'on repousse une médication préconisée par nous et par Becquerel, et qu'on la repousse aveuglément, systématiquement, en dehors de toute connaissance de cause et de toute bonne raison, — voilà ce que l'on ne saurait comprendre et ce que l'on ne saurait assez blâmer.

Mais il ne suffit pas de *prescrire l'hydrothérapie;* il faut encore que l'eau froide intervienne au moment le plus opportun possible, et il faut, en outre, que l'hydrothérapie soit méthodiquement appliquée. Malheureusement, à ce double point de vue, les *desiderata* sont aussi fréquents que graves, et ici c'est aux partisans de l'hydrothérapie que nous nous adressons.

Sans parler de nos deux premiers malades, n'aurait-il pas fallu, chez les deux derniers, faire intervenir l'hydrothérapie plus tôt? N'aurait-on pas été en droit de considérer, *a priori*, la guérison comme devant en être plus sûre et plus prompte? Évidemment oui, et le fait eût justifié la prévision.

Pourquoi finir par où il faudrait commencer? Pourquoi, en présence de maladies contre lesquelles l'efficacité de l'hydrothérapie est constante, *certaine*, commencer d'ABORD par épuiser la thérapeutique médicamenteuse, en *réservant* l'hydrothérapie pour le cas où l'officine du pharmacien n'aurait pas le dernier mot?

Qui peut le plus, ne peut-il pas le moins? L'hydrothérapie méthodique guérit, *en quelques jours*, les névralgies rhumatismales aiguës, récentes, mais souvent il lui faut *plusieurs mois* pour guérir ces mêmes névralgies devenues chroniques. Pourquoi donc saturer les malades de sulfate de quinine, de morphine, de sels de fer et de zinc; pourquoi les torturer par les sinapismes, les vésicatoires, les injections hypodermiques, les cautérisations ponctuées ou transcurrentes, etc., etc., avant d'invoquer l'hydrothérapie à titre de *dernière ressource?*

L'hydrothérapie méthodique guérit en *quelques jours* l'impaludisme aigu, récent; mais il lui faut un temps souvent fort long pour guérir l'impaludisme chronique. Pourquoi donc un malade étant pris de fièvre paludique, attendre, pour *l'envoyer à l'hydrothérapie*, qu'il soit devenu dyspeptique, leucocythémique, anémique, cachectique, *spléno et hépatomacrosique?* — Nous espérons que notre ami Piorry prendra bonne note de celui-ci et qu'il nous adressera ses félicitations! — Pourquoi l'hydrothérapie n'est-elle pas pas ici la *première ressource* au lieu d'être la dernière?

Et ce que nous disons des névralgies et de l'impaludisme s'applique de tous points aux dyspepsies, à la chlorose, aux anémies, à la congestion hépatique, aux maladies utérines, aux affections organiques du cœur, aux maladies des articulations, etc., etc.

Il y a vingt ans que nous répétons, et que nous prouvons, qu'en premier lieu l'innocuité et qu'en second lieu l'efficacité de l'hydrothérapie résident tout entières dans le procédé opératoire, dans le *modus faciendi;* le public et les médecins *commencent* à le croire, nous le constatons avec plaisir; mais, en laissant de côté l'application médicale toujours en rapport avec les indications, avons-nous obtenu, du moins, le respect et l'observance des règles générales et fondamentales du procédé opératoire hydrothérapique? Non, pas encore!

Vous avons formulé l'aphorisme suivant :

*Une douche trop courte n'a jamais d'inconvénients; une douche trop longue est toujours dangereuse.*

Nous avons établi, prouvé, démontré *que la durée des* DOUCHES GÉNÉRALES *ne doit pas dépasser* UNE MINUTE.

Et tous les jours nous voyons des malades qui, accusant l'hydrothérapie de leur avoir été fort nuisible, nous apprennent qu'ils ont reçu, soit dans certains établissements spéciaux, soit dans certains établissements de bains publics, soit même dans les hôpitaux, *des douches générales d'une durée de* TROIS MINUTES!

Admettons, ce qui est le cas le plus ordinaire, que ces malades sont atteints d'une congestion viscérale quelconque, et il en résulte qu'au lieu de recevoir des *douches révulsives et résolutives* qui doivent les guérir, ils reçoivent des *douches congestives* qui doivent aggraver leur maladie.

Quand donc sera-t-il universellemeut admis et compris que l'hydrothérapie est une science, et que son application doit être une méthode?

---

## NOUVELLE OBSERVATION DE MALADIE ORGANIQUE DU CŒUR TRAITÉE PAR L'HYDROTHÉRAPIE.

Monneret nous écrivait peu de jours avant sa mort :

« Je lis avec le plus vif intérêt votre clinique « des maladies du cœur. Vous savez que pour « ma part il y a longtemps que je proclame l'inef- « ficacité et la nocuité de la digitale. Vous êtes « bien heureux d'avoir à votre disposition un « modificateur aussi puissant et aussi bienfai- « sant que l'hydrothérapie méthodique que vous « avez créée. »

Quelques mois après, Péter, dans ses leçons faites à l'hôpital de la Pitié, développait avec talent, en les rattachant spécialement aux maladies du cœur, les doctrines que nous avons exposées depuis si longtemps, en ce qui concerne l'état holopathique, envisagé dans ses rapports avec la marche, les terminaisons et le traitement des maladies chroniques en général, et, en particulier, des lésions organiques locales les plus graves.

Enfin, en présentant notre travail (1) à l'Académie des sciences, Bouillaud, notre vénéré maître et ami, a bien voulu ajouter son puissant témoignage à celui de tous les médecins qui ont suivi notre clinique depuis vingt ans.

(1) *Clinique hydrothérapique de Plessis-Lalande*, 2e fascicule. Paris, 1869.

Ainsi il demeure établi :

1° Que l'hydrothérapie méthodique est applicable, sans dangers, sans inconvénients, à toutes les maladies organiques du cœur, de quelque nature et à quelque degré qu'elles soient, une hydropisie générale considérable étant à peu près la seule contre-indication absolue.

2° Que le procédé opératoire a ici une importance décisive ; témoin le malade dont parle Leroy-Dupré, et qui, « *couché sur un fond de bois, est mort en poussant un cri unique, pour avoir reçu une douche d'une seconde de durée.* »

3° Que l'emploi de l'eau froide exige, dans ces circonstances, une extrême prudence, une longue expérience et une grande habileté manuelle, les applications devant être incessamment graduées et modifiées suivant les indications que présentent, chaque jour, la maladie, le malade et les modificateurs cosmiques.

4° Que, sous ces conditions, l'hydrothérapie est une médication spécifique qui, par l'action générale reconstitutive qu'elle exerce sur l'organisme tout entier, et par les actions locales, révulsive et résolutive, qu'elle exerce sur les lésions cardiaques, constitue l'agent le plus actif et le plus efficace du traitement des maladies organiques du cœur.

5° Que souvent, alors que les lésions de tissu sont récentes et encore susceptibles de résolution, l'hydrothérapie *guérit radicalement*, par ses actions révulsive et résolutive, des maladies organiques du cœur dont aucune autre médication ne peut arrêter la marche croissante.

6° Que, dans tous les autres cas, l'hydrothérapie, impuissante à faire disparaître des lésions cardiaques désormais non susceptibles de résolution, arrête plus ou moins la marche de la maladie locale, en modifiant l'état général du sujet et en diminuant la fréquence et l'intensité des congestions cardiaques qui favorisent le travail morbide local.

7° Que, dans tous les cas, l'hydrothérapie soulage les sujets et prolonge leur existence, en combattant efficacement l'anorexie, la dyspepsie, les troubles de la respiration et de la circulation qui finissent par amener l'anémie, l'asthénie générale, les hydropisies, c'est-à-dire les *causes directes* de la mort, alors que la lésion cardiaque n'est point encore, *par elle-même*, un obstacle à l'exercice de la vie.

Tout ceci, nous le répétons à dessein, est admis aujourd'hui par un certain nombre d'hommes éminents et éclairés qui suivent d'un œil attentif les incessants progrès de la science ; mais il est encore beaucoup de médecins — voire parmi les plus haut placés — qui sont restés entièrement en dehors de ces doctrines ou qui, les connaissant, les tiennent en suspicion, parce qu'ils n'ont pas suffisamment étudié les faits qui leur servent de base.

C'est pour édifier ces incrédules que nous publions une nouvelle observation qui présente des détails intéressants, et pour laquelle, comme pour les précédentes, nous pouvons invoquer le témoignage de Bouillaud et d'Auburtin.

Le 6 novembre 1868, la lettre suivante nous était adressée :

Mon cher Fleury,

Je vois, en ce moment, avec M. Bouillaud, une malade qui présente les phénomènes suivants :

Après une marche de quelques instants, après les plus légers mouvements, il se manifeste une grande gêne dans la respiration, accompagnée de palpitations violentes. Le pouls, dur et vibrant, est intermittent, irrégulier. Il existe une hydropisie qui occupe les deux membres inférieurs et les parois abdominales, et qui a commencé par les pieds.

Voici les résultats fournis par l'examen du cœur.

A la palpation, on sent les battements plus forts et plus étendus qu'à l'état normal. La percussion fait reconnaître une matité qui dépasse les limites physiologiques. L'on sent distinctement le choc de la pointe du cœur, mais il a lieu dans le sixième espace intercostal et en dehors du mamelon.

Lorsque la main est appliquée sur la région du cœur, l'on perçoit un véritable *grattement*, produit par le jeu de la valvule mitrale, et coïncidant avec la systole ventriculaire.

Voici les signes fournis par l'auscultation :

L'on entend, tout d'abord, un bruit rude, râpeux, produit par le redressement de la valvule mitrale ; l'on sent que celle-ci ne joue pas librement. En même temps l'on distingue un *souffle double* à la pointe ; le premier, plus marqué, plus fort que le second, lequel est doux, moelleux, véritable souffle d'aspiration.

Ces phénomènes doivent, je crois, être expliqués de la manière suivante :

L'orifice auriculo-ventriculaire étant incomplétement fermé par la valvule, qui présente sans doute quelques exsudations plastiques, une partie de la colonne sanguine reflue vers l'oreillette pendant la systole ventriculaire, en passant sur des surfaces rugueuses : d'où le souffle du premier temps. Celui du second temps est produit par le passage du sang sur les mêmes surfaces au moment de la diastole ventriculaire, l'orifice étant lui-même rétréci.

Quoi qu'il en soit, la malade est fort mal ; la digitale reste sans effet, et nous avons pensé, M. Bouillaud et moi, qu'il est urgent de recourir à l'hydrothérapie, — c'est-à-dire à *votre* hydrothérapie.

Pouvez-vous venir voir madame X... demain ? Vous nous direz si vous consentez à vous en charger, et nous déciderons si elle est transportable.

A vous. E. AUBURTIN.

Le 9, la malade venait à Plessis-Lalande, où elle nous donnait les renseignements ci-dessous.

OBSERVATION. — Madame X... est âgée de 52 ans. Elle n'a fait aucune maladie grave pendant sa jeunesse ; cependant elle se rappelle avoir subi de très-fréquentes applications de sangsues aux pieds. La menstruation s'est établie très-facilement à 13 ans ; elle n'a été ni précédée, ni accompagnée, ni suivie de chlorose ou d'un trouble fonctionnel quelconque ; jamais de rhumatisme.

Elle s'est mariée à 16 ans et est devenue enceinte de suite ; la couche a été naturelle et très-bonne. Elle a eu un second enfant à 26 ans, et un troisième à 30 ans.

En 1843, au milieu de la santé la plus parfaite, madame X... voit son frère tomber en attaque d'épilepsie, et elle ressent une violente émotion. Pendant la nuit elle éprouve, pour la première fois, des palpitations qui, depuis cette époque, n'ont jamais cessé d'exister à des degrés divers.

Le docteur Filolet, d'Elbeuf, est appelé. Il prescrit de la digitale, successivement sous forme d'infusion, de poudre et de sirop. Au bout de quelques jours, la malade est prise de malaise, de vomissements qui ne peuvent être arrêtés pendant vingt-quatre heures. C'est un véritable empoisonnement, et depuis cette époque, madame X..., gardant rancune à la digitale, a conservé une grande répulsion pour ce médicament, que l'on abandonne pendant plusieurs années, et que l'on remplace par des saignées (une au pied et quatre au bras), pratiquées à différents intervalles, lorsque les palpitations deviennent trop violentes.

Cependant les saignées générales sont loin d'avoir des effets satisfaisants ; elles plongent la malade dans l'anorexie, la dyspepsie, l'anémie, l'asthénie générale, et les palpitations n'en deviennent que plus violentes. On leur substitue les saignées locales, et à sept ou huit reprises des sangsues sont appliquées aux cuisses et aux jambes ; les effets sont moins mauvais, mais la malade n'en va pas moins de mal en pis.

En 1855, 1856 et 1857, madame X... se rend à Dieppe, avec l'intention d'y prendre des bains de mer; mais ceux-ci sont mal supportés et augmentent singulièrement la gène de la respiration.

En août 1864 les règles cessent définitivement de paraître, après avoir présenté pendant un an des irrégularités.

En mars 1865, l'état morbide que nous avons indiqué persistant sans grandes modifications depuis plusieurs années, madame X... est réveillée à minuit par des palpitations d'une violence extrême ; les battements du cœur sont irréguliers, la respiration est très-gênée, la tête se congestionne, la malade se plaint d'une chaleur générale intense et la fièvre se déclare. L'on applique des sangsues aux cuisses, et l'on prescrit des bains de pieds sinapisés.

En 1866, M. Flaubert, de Rouen, est consulté ; il conseille des *lotions froides*, et pendant plusieurs mois la malade en éprouve un notable soulagement.

En 1867, l'on a recours aux lumières de M. Leudet, de Rouen ; cet honorable confrère proscrit sévèrement l'eau froide, et ordonne de la digitale... que la malade ne prend pas.

En septembre 1868 l'état de la malade s'est notablement aggravé : les palpitations sont incessantes et le plus léger mouvement, la moindre émotion morale les exaspèrent ; anorexie complète ; accidents dyspeptiques au summum d'intensité ; pendant la nuit, suffocation, insomnie, sueurs profuses, douleurs précordiales intolérables. Le docteur Hélot, de Rouen, est consulté ; il prescrit successivement des perles d'éther, des granules de digitaline, de l'arséniate de soude, le tout sans aucun succès.

Le 15 octobre, madame X... vient à Paris pour consulter M. Bouillaud ; elle reçoit les soins de l'éminent praticien conjointement avec ceux de M. Auburtin ; le 7 novembre M. Fleury est appelé, et le 9 la malade s'installe à Plessis-Lalande.

Le séjour de madame X... à Plessis-Lalande a été de six mois, et il serait impossible, et sans intérêt, de suivre jour par jour ce long et difficile traitement; il suffira d'en résumer les principales phases.

Pendant quinze jours l'on se borne à pratiquer des frictions biquotidiennes avec le drap mouillé fortement tordu, et cette opération, si simple en apparence, exige ici un soin tout particulier, car il suffit que le drap soit un peu moins tordu pour provoquer de la suffocation et une réaction difficile et incomplète.

Pendant la quinzaine suivante la malade est soumise à de rapides lotions avec les éponges, et il faut encore agir avec une extrême prudence, pour ne pas provoquer des accidents graves.

Au bout d'un mois, la malade, qui jusqu'à présent a subi toutes les opérations hydrothérapiques dans sa chambre à coucher, vient enfin à la salle de douches, où nous n'avons pas une minute la pensée de lui administrer une douche générale en pluie. Une douche mobile en éventail est rapidement projetée sur le corps; mais au premier contact de l'eau la malade pousse un cri (*unique*) et éprouve une suffocation terrible. Nous ne doutons pas que si nous l'eussions fait *coucher sur un fond de bois* (ou de toute autre substance) une douche d'une seconde l'eût peut-être tuée !

Pendant un mois, nous n'avons pu diriger la douche en éventail que sur les membres inférieurs, sans nous élever au-dessus de la région lombaire et de l'ombilic, sous peine de provoquer des palpitations désordonnées et une véritable suffocation.

Jamais, dans notre longue carrière, nous ne nous étions trouvé en présence de difficultés pratiques aussi considérables, aussi persistantes, et maintes fois nous avons été sur le point de déclarer l'hydrothérapie inapplicable à ce cas particulier

Cependant, malgré ce traitement incomplet, une amélioration graduelle considérable se manifestait dans l'état de madame X. L'appétit revenait; la digestion s'opérait facilement, le teint se colorait, l'hydropisie avait entièrement disparu, les forces augmentaient chaque jour et permettaient des promenades biquotidiennes dans le parc; les nuits étaient meilleures : il fallait donc persister.

Pendant le mois de février, les douches pelviennes sont précédées d'une lotion rapide faite sur la face, la poitrine et le dos avec une grosse éponge très-imbibée d'eau.

L'amélioration fait de nouveaux progrès. Du 9 mars au 9 avril la malade reçoit enfin, sans palpitations, sans essoufflement et avec plaisir des douches générales, en pluie et en éventail, d'une durée de 15 à 30 secondes.

Le 9 avril, nous constatons avec Auburtin que la *santé fonctionnelle* de madame X. est excellente.

Les fonctions digestives ne laissent rien à désirer, et nous sommes même obligé de recommander à madame X. de ne pas donner une complète satisfaction à son appétit, surtout le soir.

Le teint est animé. C'est dire que toute trace d'anémie a disparu.

Madame X. a été souvent à Paris et fait de grandes promenades à Plessis-Lalande, sans éprouver de palpitations, d'essoufflement, ni même de fatigue.

Les nuits sont en général bonnes.

*Les battements du cœur sont réguliers.*

En ce qui concerne la *santé organique*, Auburtin reconnaît avec nous *que les bruits anormaux du cœur sont notablement moins rudes, moins râpeux.*

En présence de résultats aussi remarquables et aussi heureux, nous conseillons à la malade de rester encore à Plessis pendant un mois pour les consolider. Madame X... ne s'y décide qu'après avoir été consulter Bouillaud, et avoir entendu notre cher et illustre maître confirmer toutes les constatations faites et tous les conseils donnés par Auburtin et par nous.

Le 9 mai, madame X... quitte Plessis-Lalande avec toutes les apparences de la santé la plus florissante et jouissant de toute l'intégrité de ses fonctions. Cependant les bruits anormaux du cœur n'ont pas disparu, et des palpitations plus violentes que de droit sont provoquées par les mouvements exagérés et surtout par les émotions morales.

Auburtin rend une dernière visite à sa malade, constate les résultats acquis, et nous adresse les lignes suivantes :

« Mon cher ami,

« Partout ailleurs qu'à Plessis-Lalande, madame X... eût été probablement tuée, ou renvoyée dès le premier jour. J'ai invoqué pour elle le secours de votre expérience, de votre prudence et de votre habileté, et vous avez obtenu ce que j'attendais de vous. Madame X... est-elle *guérie* dans le sens absolu du mot? Non certes, puisqu'il existe toujours chez elle une lésion cardiaque ; mais, dans l'état où l'hydrothérapie a replacé les choses, cette lésion est compatible avec la vie et même avec la *santé fonctionnelle.* Madame X... est encore malade au point de vue de l'anatomie pathologique ; elle ne l'est plus au point de vue physiologique, puisqu'elle *se porte bien.* Cet état fonctionnel, si satisfaisant en ce moment, persistera-t-il ? Non, si la lésion organique fait des progrès ; non, si de nouvelles causes viennent porter atteinte au libre jeu des fonctions, — et dans l'une et l'autre de ces hypothèses, nous aurons encore à faire intervenir l'eau froide ; — oui, si aucune perturbation organique ou dynamique ne vient le troubler, — et madame Albert, votre *ressuscitée* de Schwalheim, nous a prouvé qu'il peut en être ainsi. »

Nous appelons l'attention du lecteur sur la modification subie par les bruits anormaux du cœur.

Cette modification tient-elle à ce que la lésion valvulaire a, elle-même, été modifiée dans sa texture, ou tient-elle à la reconstitution du sang?

Nous ne sommes pas en mesure de répondre d'une manière absolument affirmative, mais, comme nous l'avons déjà dit, nous pensons qu'il y a lieu d'étudier de plus près le rôle que joue la composition chimique et le mode de circulation du sang dans la production des bruits anormaux qui accompagnent les lésions organiques du cœur.

Voici encore une malade chez laquelle la *lésion organique* n'a pu être rattachée, malgré les investigations les plus minutieuses, qu'à une *lésion fonctionnelle*, constituant le début de la maladie et produite par une cause dynamique, une émotion morale. Les faits de ce genre doivent être pris en sérieuse considération.

---

## DE LA RÉVULSION HYDROTHÉRAPIQUE

Mon cher Pidoux,

Ce travail est consacré à l'étude d'une importante question de thérapeutique, et il a pour base des faits qui sont encore, relativement, peu connus ou mal appréciés.

Il est donc tout naturel que je dédie ces pages, d'une part, au principal auteur du livre classique qui représente officiellement la thérapeutique française, et, d'autre part, au médecin, à l'écrivain qui, par l'autorité dont il jouit, et que justifient l'élévation de sa pensée, l'impartialité de son esprit et l'honnêteté de ses sentiments, est si bien en position de faire prévaloir et de propager la vérité.

La révulsion, — vous êtes un praticien trop éminent pour ne pas le reconnaître, — est certainement l'un des agents les plus puissants, les plus précieux, les plus efficaces de la thérapeutique ; il est aussi l'un de ceux dont l'emploi est le plus fréquemment et le plus impérieusement indiqué.

Il n'est pas un de nous qui, au lit du malade, sous une forme ou sous une autre, ne fasse un incessant usage de la *révulsion*, et cependant, chose singulière, c'est à peine si ce modificateur est mentionné dans les cours de l'enseignement officiel ou libre ; c'est à peine si les *auteurs* lui accordent quelques lignes dans leurs livres, dans leurs *Traités*, dans leurs mémoires, dans leurs publications de toutes sortes.

Vous même, mon cher Pidoux, ne faites pas exception. J'ai sous la main votre *Traité de thérapeutique et de matière médicale* (huitième édition, 1868-1869), et j'y cherche en vain le mot *révulsion*; et parmi les diverses *médications* dont vous vous occupez, je cherche en vain la *médication révulsive*.

Entendons-nous bien toutefois : le mot RÉVULSION figure honorablement dans la table alphabétique générale de votre bel ouvrage, et il renvoie le lecteur à la page 549 du tome Ier. Je m'en réfère à l'indication... et je tombe sur la *médication irritante transpositive*.

Que faut-il en conclure? C'est que, pour vous, l'étude de la *révulsion* est comprise dans celle de la *médication irritante transpositive*, laquelle représente, ou renferme, la *médication révulsive*.

Eh bien, mon cher ami, il n'en est pas ainsi. Les *vomitifs*, les *purgatifs*, les *sinapismes*, les *vésicatoires*, voire l'*urtication*, ne sont pas, permettez-moi de vous le dire, les seuls agents de la *médication révulsive*, et l'IRRITATION ne représente pas, à elle seule, la RÉVULSION.

Il est étrange que les meilleurs et, pour ainsi dire, les seuls travaux sur la matière soient encore aujourd'hui, — sauf plus ample informé, — deux thèses : une thèse pour le professorat, soutenue par Cazenave en 1840, et une thèse pour l'agrégation, soutenue en 1866 par Raynaud.

En 1840, Cazenave définissait ainsi la révulsion :

« Un acte organique complexe, dans lequel « l'état physiologique ou l'état anormal d'une « partie est diminué, modifié ou annihilé, par « suite d'un travail organique, normal ou anor- « mal, survenu spontanément ou provoqué arti- « ficiellement dans une autre partie. »

Et il établissait ensuite que la révulsion peut être obtenue :

1° par douleur ;
2° par *congestion ;*
3° par inflammation ;
4° par *modification de la circulation ;*
5° par *augmentation d'action organique ;*
6° par action organique particulière.

En 1852, dans mon *Traité d'hydrothérapie*, j'ai accepté la définition et la division de Cazenave, et j'ai montré que l'hydrothérapie est, à elle seule et par elle-même, l'agent puissant d'une révulsion qui représente, isolées ou combinées, trois des espèces admises par Cazenave : les révulsions par *modification de la circulation*, par *augmentation d'action organique*, par *congestion ;* et c'est à propos de cette dernière que Raynaud a dit en 1866 :

« Là gît, peut-être, la *supériorité* de la méthode « hydrothérapique. Ici, en effet, la congestion « cutanée est, il est vrai, obtenue indirectement « et par réaction ; mais, pourvu que l'on sache « graduer méthodiquement l'usage des douches

« froides, cette congestion, qui est le résultat « final, est à peu près dégagée de tout autre élé- « ment... Les douches froides font l'office d'une « ventouse qui recouvrirait toute la surface du « corps ; c'est en appelant le sang vers la péri- « phérie, c'est en *congestionnant* les capillaires « superficiels qu'elles débarrassent la partie ma- « lade de l'hypérémie dont elle est le siége, effet « quelquefois si marqué, que l'on voit chaque « douche amener instantanément une diminu- « tion de volume considérable. C'est notamment « ce que la percussion permet de constater pour « le foie » (1) — et la rate, et le cœur, et l'uté- rus ? etc.

Néanmoins, et malgré cette *supériorité* concédée à l'hydrothérapie, Raynaud ne fait aucune autre mention de l'*eau froide*, soit lorsqu'il énumère et étudie les divers *agents de la médication révulsive* (p. 68 et suiv.), soit lorsqu'il énumère les maladies, aiguës ou chroniques, auxquelles l'on peut appliquer la médication révulsive (pages 40-68).

Et ici l'on constate, avec étonnement, que l'hydrothérapie est complétement passée sous silence dans les paragraphes consacrés :

A la fièvre typhoïde,

Aux *fièvres palustres* (!!), où la médication révulsive est représentée par des exutoires,

Aux phlegmasies,

Aux hémorrhagies,

Aux maladies organiques du cœur,

(1) *De la révulsion*, thèse d'agrégation, 1866, p. 76-77.

Aux engorgements chroniques des viscères abdominaux (!!!), etc.

Mais alors, sur quoi donc se fonde Raynaud pour proclamer *la supériorité de la méthode hydrothérapique ?*

Mais, la proclamant, pourquoi donc omet-il de parler de l'hydrothérapie précisément là où sa supériorité est le plus éclatante ?

L'hydrothérapie, dans ses rapports avec la *révulsion*, ou envisagée dans son ensemble, a-t-elle été mieux traitée par vous, mon cher Pidoux ? C'est là ce que nous allons examiner maintenant, mais, d'avance je vous le dis, je crains fort que cet examen ne m'oblige à vous faire une grosse querelle !

Et, tout d'abord, posons la question :

Vous avez écrit, — je ne parle ici que de votre dernière édition de 1868-1869, — vous avez écrit un *Traité de thérapeutique et* DE MATIÈRE MÉDICALE. En raison de la seconde moitié de ce titre, vous étiez rigoureusement en droit de placer l'hydrothérapie hors cadre, et de n'en point parler ; mais vous avez cru, paraît-il, ne pas pouvoir vous dispenser d'en dire quelque chose dans un TRAITÉ DE THÉRAPEUTIQUE,

Dès lors, quel était votre devoir ? — De présenter à vos lecteurs une description et une appréciation assez complètes, assez exactes, suffisamment au niveau de l'état actuel de la science, pour les mettre en mesure de faire bénéficier leurs malades des bienfaits de l'hydrothérapie scientifique, méthodique, rationnelle, et pour les prémunir contre les dangers de l'hydrothérapie empirique, systématique, irrationnelle.

Or, qu'avez-vous fait?

Vous avez gravement *recopié* les SEIZE PAGES que vous aviez *copiées*, il y a je ne sais combien d'années, dans le livre de Schedel (Tome II, pages 915-931), et vous avez dit : « Cette exposition « suffira certainement au lecteur pour prendre « une *juste idée* de l'*hydrothérapie* » (p. 931).

De l'hydrothérapie? — Mais de quelle hydrothérapie? De l'hydrothérapie de Priessnitz et de Graefenberg ; de l'hydrothérapie empirique, systématique et irrationnelle.

Il n'existe donc pas une autre hydrothérapie? Une hydrothérapie scientifique, méthodique et rationnelle? Oh si ! et vous le savez bien, car vous avez la bonté de lui consacrer les DIX-HUIT LIGNES suivantes, — *copiées dans votre sixième édition de 1858* :

« Un ouvrage plus complet et plus scientifique « encore (que celui de Schedel) a paru sur cette « matière depuis notre première édition : nous « voulons parler du *Traité pratique et raisonné* « *d'hydrothérapie*, de M. Fleury.

« Ce médecin distingué a créé, *en quelque* « *sorte* (sic), l'hydrothérapie méthodique à Paris, « et il manie cette héroïque médication avec une « habile énergie. Indépendamment des succès « qu'il a obtenus dans toutes les maladies chro- « niques, *où déjà l'efficacité de l'hydriâtrie était* « *consacrée* (sic !), il l'a appliquée avec des ré- « sultats dignes d'attention aux fièvres intermit-

« tentes rétractaires, avec engorgement des vis-
« cères du ventre, et aux affections utérines.
« Nous avons des raisons de croire à la supério-
« rité de cette médication sur presque tous les
« autres traitements ordinaires *dans ces dernières*
« *maladies.*

« Les maladies goutteuses et rhumatismales
« dans leurs formes articulaires invétérées, *chez*
« *les sujets robustes* (sic!), sont encore un des
« triomphes de l'hydriâtrie entre les mains de
« M. Fleury.

« La lecture de cet ouvrage fera tomber bien
« des préventions, et répandra utilement une
« médication qui est une des conquêtes théra-
« peutiques les plus sérieuses du XIX$^{e}$ siècle
« (pag. 932). »

Mon cher Pidoux, je ne sais pas si ces lignes ont été tracées, en 1858, par vous ou par Trousseau; je ne sais pas si c'est l'hydrothérapie de Priessnitz ou celle que j'ai, *en quelque sorte*, créée que vous considérez comme l'*une des conquêtes thérapeutiques les plus sérieuses du* XIX$^{e}$ *siècle;* je sais que j'ai appliqué l'hydrothérapie à un grand nombre de maladies où l'*efficacité* de cette médication n'était rien moins que *déjà consacrée;* je sais qu'entre l'hydrothérapie de Priessnitz et celle que j'ai créée, il y a un abîme; je sais que la science, fondée sur une expérience de vingt-cinq années, proteste hautement contre les propositions restrictives que vous avez formulées; — mais je ne vous en remercie pas moins des paroles si flatteuses pour moi que contiennent ces dix-huit lignes; toutefois, comme il ne s'agit pas ici de moi, mais de science et d'humanité, je suis obligé de vous adresser les questions suivantes :

La main sur la conscience :

Croyez-vous que les seize pages de Schedel, écrites en 1845, et les dix-huit lignes écrites par vous, ou par Trousseau, en 1858, soient suffisantes, en 1869, pour donner à vos lecteurs UNE JUSTE IDÉE DE L'HYDROTHÉRAPIE, de l'hydrothérapie dans le sens actuel et scientifique de ce mot?

Croyez-vous avoir rempli votre devoir envers vos lecteurs, envers la science et l'humanité, en ne faisant aucune mention de l'hydrothérapie (*scientifique*) dans le traitement de l'ANÉMIE (!); de la CHLOROSE (!!), de la *débilité*, contre laquelle vous préconisez la cannelle, la gentiane et la sauge!; de la diarrhée et de la *dysentérie;* des MALADIES CHRONIQUES DES VOIES DIGESTIVES (!!); des MALADIES DU FOIE (!!!); des NÉVRALGIES; des MALADIES DU CŒUR, etc., etc.?

Croyez-vous qu'il soit digne de vous et de votre livre, digne du public auquel vous vous adressez, de renvoyer à Priessnitz et à Schedel pour le *traitement hydrothérapique* des *névroses*, des *dyspepsies*, des *rhumatismes*, de l'*asthme*, de la *chorée*, etc.?

« Mais, direz-vous peut-être, je m'en réfère à votre livre, que je qualifie de plus complet et de plus scientifique que celui de Schedel. »

Soit, mais alors, mon cher ami, pourquoi ne pas avoir consacré dix-huit lignes au livre de Schedel et emprunté seize pages au mien?

Pourquoi avoir fait tout le contraire?

Et ce n'est pas tout. Qu'en 1858 vous ayez cité la deuxième édition du *Traité pratique et raisonné d'hydrothérapie*, publiée en 1856, rien de mieux; mais qu'en 1869 vous citiez ce même ouvrage, et que vous passiez sous silence le *Traité thérapeutique et clinique d'hydrothérapie*, publié en 1866, voilà ce que vos lecteurs auront de la peine à vous pardonner.

Vous avez cru, probablement, que pour moi comme pour beaucoup d'auteurs, — dont quelques-uns vous sont bien connus, — *réédition* veut dire *réimpression!* Vous vous êtes trompé, mon bon ami; pour moi, succès oblige et conscience commande. Monneret et moi nous avons refusé cinquante mille francs pour autoriser la *réimpression* du *Compendium*, estimant qu'il ne nous était point permis de répondre à la faveur du public médical par une *deuxième édition* qui n'aurait pas été au niveau de la science actuelle. Si vous aviez bien voulu prendre la peine d'une facile vérification, vous auriez vu que le *Traité d'hydrothérapie* de 1866 est à celui de 1856, ce qu'un édifice qui a reçu son couronnement est à un édifice dont les fondations commencent à effleurer le sol; vous auriez vu.... Mais je m'arrête, car ce n'est pas une revendication et une récrimination que j'entends élever contre vous. Je veux seulement vous fournir quelques éléments pour la rédaction de deux chapitres nouveaux, — *hydrothérapie* et *médication révulsive*, — que vous insérerez certainement dans votre *neuvième édition*, et que le public médical accueillera avec d'autant plus de faveur, qu'ils auront été le fruit de vos consciencieuses méditations et de votre savante plume.

## DE LA RÉVULSION HYDROTHÉRAPIQUE

La *révulsion hydrothérapique*, mon cher Pidoux, est une *révulsion* SPÉCIFIQUE, car le mode d'action des *douches froides révulsives méthodiques* n'appartient, que je sache, à aucun autre modificateur connu.

Ce mode d'action physiologique, *fonctionnel*, je l'ai rattaché, dès mes premières recherches sur l'hydrothérapie, dès 1846-1848, *à l'intervention du système nerveux et de la contractilité des vaisseaux sanguins.*

Cette doctrine, déduite de l'observation clinique, a été justifiée et définitivement consacrée par les recherches des anatomistes et des physiologistes qui ont découvert, en premier lieu, les *actions réflexes*, et, en second lieu, l'existence et les fonctions de *l'appareil vaso-moteur.*

La question, en ce qui concerne spécialement la révulsion, a été convenablement exposée par Raynaud (pag. 108 et suiv.), et je n'ai pas à m'en occuper ici; quant aux violentes objections et aux théories passionnées de Robert de Latour, je ne m'arrêterai pas à les combattre, malgré la grande estime que je professe pour notre distingué confrère et pour quelques-uns de ses travaux. Les lecteurs de la *Tribune médicale* elle-même en ont fait justice. Nous pouvons d'ailleurs faire bon marché de la théorie, les effets curatifs restant les mêmes, soit que l'on fasse intervenir les actions réflexes et le système vaso-moteur, soit qu'avec Poiseuille et de Robert de Latour, l'on rattache les modifications de la circulation capillaire à des variations artificiellement produites dans la température du sang.

La révulsion par congestion peut être déterminée, vous le savez aussi bien que moi, mon cher ami, par des modifications apportées à l'action de la pesanteur (*position*) ou de la pression atmosphérique (*ventouses*) ; la révulsion par irritation, ou par inflammation, est obtenue, vous ne le savez que trop, par l'emploi des irritants (*sinapismes*, *urtication*, *vésicatoires*, *etc.*). Mais tous ces agents révulsifs n'ont qu'une action très-limitée, car : « ou bien le moyen de révulsion « employé n'est pas de nature à être longtemps « continué, ou bien, lors même qu'il persistera, « la pression ne tardera pas à s'équilibrer dans « les différents départements de l'économie. »

« Et voilà, ajoute Raynaud, ce qui se passera, « *tant que n'interviendra pas une nouvelle pro-* « *priété des vaisseaux*, PROPRIÉTÉ TOUTE VITALE : « LA CONTRACTILITÉ. »

C'est la *révulsion hydrothérapique* que nous allons voir apparaître, se dit alors le lecteur. En aucune façon ! Raynaud dit bien qu'en général ce sont les excitations modérées qui amènent une contraction des capillaires, et les excitations très-fortes qui en amènent la dilatation ; que l'état de contraction vasculaire est accompagné d'anémie locale et que l'état de dilatation est accompagné d'hypérémie; il s'occupe encore une fois des influences physiologiques, exercées par les sinapismes, les vésicatoires, l'urtication, les frictions d'huile de croton, les bains de moutarde et de sel, etc.; mais *de l'hydrothérapie, de la révulsion hydrothérapique, de la médication révulsive hydrothérapique* : PAS UN MOT.

Et cependant, c'est la *révulsion hydrothérapique* qui met en jeu, au premier chef, la *propriété toute vitale*, toute dynamique, toute fonctionnelle dont Raynaud réclame l'intervention : LA CONTRACTILITÉ DES VAISSEAUX !

Et cependant, c'est la *révulsion hydrothérapique* qui, au premier chef, peut être renouvelée de façon à devenir, pour ainsi dire, CONTINUE !

Et cependant, c'est la *révulsion hydrothérapique* qui est la plus puissante de toutes les révulsions, puisqu'elle s'exerce sur toute l'étendue de la surface cutanée, du tissu cellulaire sous-cutané, des muscles superficiels, et sur le réseau capillaire sanguin tout entier !

Pourquoi donc Raynaud ne parle-t-il pas de cette *révulsion hydrothérapique* dont il a proclamé *la supériorité?*

Mystère !

Eh bien ! à l'encontre de Raynaud, c'est exclusivement de la *révulsion hydrothérapique* que j'entends vous parler, mon cher Pidoux, et j'espère que ce que j'ai à vous en dire ne vous semblera pas dépourvu de tout intérêt et de toute valeur.

Voici un malade auquel l'on administre une

*douche excitante générale*, dans les conditions suivantes :

1° L'eau a la température voulue de 8 à 12 degrés centigrades.

2° Le liquide est finement divisé en passant à travers les orifices de la pomme d'arrosoir de la *douche verticale en pluie*, ou des arcs de la *douche en cercles.*

3° La pression est très-énergique, c'est-à-dire qu'elle est au maximum de la pression que l'on rencontre dans les établissements hydrothérapiques bien installés : une atmosphère 1/2 ou 15 mètres d'élévation. Dans quelques cas, il devient utile de mettre en œuvre une pression plus considérable, et c'est pour répondre à cette indication que j'ai fait construire par Mathieu un *bain de cercles filiformes*, qui est le plus puissant agent de *révulsion par irritation* que je connaisse.

4° La durée de la douche ne dépasse point, suivant les conditions individuelles du sujet et les circonstances morbides, 30 à 60 secondes.

Si la douche ne doit être que *partielle*, *locale*, l'on substitue aux appareils que nous venons de nommer, et suivant les besoins de la cause, le *bain de siége à eau courante*, la *douche lombaire*, la *douche périnéale*, la *douche mobile en jet*, la *douche filiforme*, la *douche en colonne*, etc. Ici la durée de l'application peut varier de 3, 5 à 10 minutes.

Que se passe-t-il dans l'organisme, sous la double influence du *froid* et de la *percussion?*

Dans toute l'étendue des surfaces frappées par l'eau, le *froid* détermine la contraction des vaisseaux sanguins; le tégument pâlit et le sang est refoulé dans les organes profonds; la température animale *locale* s'abaisse — et voilà ce que l'on appelle, en hydrothérapie, L'ACTION.

Mais sous l'influence de la *percussion*, les vaisseaux contractés reviennent d'abord à leur calibre primitif, puis se dilatent; le tégument rougit, le sang afflue vers la périphérie, la température animale *locale* s'élève — et voilà ce que l'on appelle, en hydrothérapie, LA RÉACTION.

Lorsque la réaction est bien établie, il faut mettre fin à l'opération, sous peine de produire un nouveau mouvement de concentration.

Eh bien! mon cher ami, c'est cette *réaction*, cette dilatation des capillaires fréquemment renouvelée et embrassant une si large surface (la peau, le tissu cellulaire sous-cutané, les muscles superficiels), qui constitue, à la périphérie de l'organisme, une *révulsion* énergique au profit des organes profonds; hypérémie à la circonférence, anémie au centre; c'est cette *révulsion* par modification de la circulation, qui constitue, pour le traitement *des phlegmasies internes, simples et chroniques*, une *médication antiphlogistique indirecte* d'une puissance et d'une efficacité qu'on ne peut admettre et comprendre, qu'après l'avoir constatée par des observations nombreuses et péremptoires.

Voulez-vous avoir la preuve expérimentale de l'exactitude physiologique et thérapeutique de la doctrine? Renversez les conditions du problème :

Prenez de l'eau à 4 ou 6 degrés centigrades (ou de la glace fondante).

Que le contact avec l'organisme s'opère en masse, sous forme d'immersion, d'application topique (*compresses renouvelées*, *vessie*, *etc.*), de lotions, etc.

Réduisez la percussion à 0.

Prolongez l'application pendant plusieurs heures, plusieurs jours, plusieurs semaines.

Et vous aurez institué, pour le traitement *des phlegmasies simples aiguës*, la *médication frigorifique*, c'est-à-dire *une médication antiphlogistique directe*, dont aucun autre agent thérapeutique n'égale la puissance ; ainsi que l'ont démontré tous les auteurs qui se sont occupés de l'usage médical et chirurgical du froid ; ainsi que l'a mis en lumière, plus récemment, la pratique de Béhler en ce qui concerne la péritonite ; ainsi que le prouvent en ce moment, en Allemagne, les nombreux et illustres praticiens qui combattent la fièvre typhoïde, le thermomètre d'une main et le drap mouillé de l'autre.

Mais ce va-et-vient, cette activité imprimés au système capillaire, stimulent, régularisent, équilibrent toutes les autres grandes fonctions de l'économie : la respiration, l'hématose, la calorification, la digestion, l'absorption, les sécrétions, etc. ; ils introduisent *une modification dans l'action organique*, et à ce titre, ils opèrent non-seulement une *révulsion* puissante et fort utile, mais ils constituent des agents spécifiques précieux pour les *médications reconstitutive et* RÉSOLUTIVE, médications dont je n'ai pas besoin de vous indiquer la haute valeur dans le traitement de l'anémie, de la chlorose, de l'asthénie générale, de la débilité, des *lésions de tissu* qui accompagnent les phlegmasies chroniques, des engorgements viscéraux, des congestions et des hypertrophies du foie, de la rate, de l'utérus, du cœur, et peut-être, enfin, des tumeurs dites de mauvaise nature, des néoplasies, du cancer, du tubercule.

Jusqu'ici il n'est question que des applications hydrothérapiques générales; les applications partielles correspondent à d'autres indications. Elles ont pour objet de produire une hypérémie, une *congestion* dans les parties soumises à leur action, et cette congestion peut être appelée à déterminer l'anémie d'une autre partie, laquelle est le siége d'une hypérémie physiologique ou pathologique, congestive ou hémorrhagique.

C'est ainsi qu'agissent les applications hydrothérapiques faites sur les membres inférieurs et le bassin pour arrêter l'épistaxis, l'hémoptisie, la gastrorrhagie, etc.; et les applications faites sur les membres supérieurs et la poitrine, pour modérer le flux menstruel, pour arrêter la métrorrhagie, l'entérorrhagie, le flux hémorrhoïdal, etc.

Tout ceci, mon cher Pidoux, je l'ai dit, écrit, professé et PROUVÉ depuis longtemps, mais à votre tour vous venez de me *prouver* qu'il est utile, qu'il est nécessaire de reproduire encore une fois des doctrines et des faits qui constituent bien réellement l'une des *conquêtes scientifiques les plus sérieuses du XIXe siècle*, mais que le scepticisme, l'égoïsme et le mercantilisme qui caractérisent notre époque n'ont pas encore placés au rang qu'ils doivent occuper dans l'enseignement et dans la pratique de l'art de guérir.

Si donc vous le voulez bien, nous allons étudier ensemble, dans autant de chapitres distincts :

1° La révulsion hydrothérapique par irritation transpositive, à titre d'agent de la médication antiphlogistique indirecte.

2° La révulsion hydrothérapique par modification d'action organique, à titre d'agent de la médication reconstituante et résolutive.

3° La révulsion hydrothérapique par congestion, à titre d'agent de la médication hémostatique.

Cette étude aura pour base des faits dont il est impossible de contester la signification et la valeur, et je les recommande à toute votre attention ; n'imitez donc pas, mon cher Pidoux, le grand nombre des lecteurs qui sautent par-dessus les *Observations*, car les *Observations* que je vais placer sous vos yeux sont des plus intéressantes et des plus importantes que puissent enregistrer les annales de la médecine.

## § I. — DE LA RÉVULSION HYDROTHÉRAPIQUE PAR IRRITATION TRANSPOSITIVE, A TITRE D'AGENT DE LA MÉDICATION ANTIPHLOGISTIQUE INDIRECTE.

Tout le monde connaît — ou du moins devrait connaître — la remarquable efficacité des *douches froides générales révulsives* dans le traitement de certaines *phlegmasies simples*, telles que la rhinite, l'amygdalite, la pharyngite, la bronchite, l'entérite, l'entéro-colite, la vaginite, l'uréthrite, la cystite, etc.

Cette efficacité se manifeste sous trois conditions différentes :

1° — Employées — seules ou associées à la sudation en étuve sèche — DÈS LE DÉBUT du travail inflammatoire, les douches froides générales révulsives *jugulent* souvent la phlegmasie, et la font avorter.

2° — Mises en usage lorsque l'inflammation aiguë a déjà atteint son apogée, ces douches favorisent et accélèrent la résolution ; elles abrègent la durée de la maladie, et l'empêchent de passer à l'état chronique.

3° — Administrées et *longtemps continuées* (de trois mois à deux ans), lorsque déjà l'inflammation est devenue chronique depuis un temps plus ou moins long (de plusieurs mois à un grand nombre d'années), ces douches finissent par guérir radicalement des phlegmasies profondes, suppurées, ulcéreuses, etc., qui ont résisté à toutes les autres ressources de la thérapeutique.

Depuis plus de vingt-cinq ans — sans parler des centaines d'observations que j'ai gardées en portefeuille — j'ai publié un nombre considérable de faits qui établissent de la manière la plus péremptoire, et du point de vue où nous sommes ici placés, l'efficacité héroïque et spécifique de la médication révulsive hydrothérapique dans le traitement d'un grand nombre de maladies (1) ; ces faits sont plus que suffisants pour légitimer la *supériorité* accordée par Ray-

(1) Voyez *Traité thérapeutique et clinique d'hydrothérapie*, 3e édition. Paris, 1866.

naud à l'hydrothérapie ; mais ceux d'entre eux qui ne se rattachent ni aux *fièvres paludéennes*, ni aux *affections de l'utérus* doivent être restés inconnus de vous, mon cher Pidoux, puisque vous n'en avez tenu aucun compte en 1869, dans votre *Traité de thérapeutique*, et comme il n'en existe pas d'analogues dans le livre de Schedel, je me suis décidé, en vue de votre édification personnelle et de celle des futurs lecteurs de votre prochaine édition, à vous adresser directement ces quelques pages. — Accueillez-les avec l'intérêt et la bienveillance qu'elles sont en droit d'attendre d'un ami, aussi éclairé et aussi sincère que vous, de la science et de l'humanité.

Obs. I. — *Maladie des organes génito-urinaires dont le début remonte à 1862. — Dysurie, douleurs lombaires, périnéales, vésicales, anales, etc. — Urines contenant du mucus, du pus, du sang et de l'albumine. — Abcès urineux et fistuleux au scrotum. — État général grave. — Intervention successive des docteurs Sénac, Rayer, Civiale, Caudmont, Millard, Nélaton, Ricord, Désormeaux, Hardy. — Inefficacité absolue des balsamiques, des bains de mer, des eaux d'Evian, des ventouses scarifiées, du cathétérisme, de l'uréthrotomie, etc. — Traitement hydrothérapipique, circoncision. — Guérison complète.*

M. X..., 29 ans, taille élevée, constitution grêle, tempérament lymphatique.

A l'âge de 5 ans, rougeole grave, accompagnée d'accidents cérébraux ; deux vésicatoires sont appliqués sur le cuir chevelu ; il se fait par l'oreille gauche un écoulement qui a duré pendant cinq ans ; un abcès se développe dans la région mastoïdienne, il donne issue à du pus, et plus tard à quelques esquilles ; il a laissé pour trace une cicatrice profonde et infundibuliforme ; l'ouïe est perdue de ce côté. Les ganglions sous-maxillaires ont été engorgés, mais ils n'ont pas suppuré.

La santé reste, sinon robuste, du moins assez bonne, jusqu'en 1860 ; elle n'est traversée que par de fréquentes et violentes migraines, se montrant tantôt spontanément en l'absence de toute cause appréciable, tantôt provoquées par un travail intellectuel trop prolongé, une lecture faite après le repas, un excès de régime, une température trop élevée, l'insolation, etc. Les douleurs sont surtout frontales et sus-orbitaires ; elles ne sont jamais accompagnées de vomissements.

M. X... n'a jamais eu ni blennorrhagie, ni chancre.

En 1860 se déclare, sans cause connue, une gingivite très-intense, laquelle résista pendant un mois aux divers moyens employés pour la combattre.

En août 1861, fièvre typhoïde grave, compliquée d'accidents scorbutiques, et depuis cette époque les gencives sont restées molles et saignent facilement ; la durée de la pyrexie a été d'un mois ; mais jusqu'en janvier 1862 M. X... a ressenti dans les membres inférieurs des douleurs irrégulièrement intermittentes, accompagnées de secousses convulsives et de contractures.

En 1862, la mère de M. X succomba après une longue et douloureuse maladie, pendant laquelle son fils a subi naturellement de grandes fatigues et de pénibles émotions. Pour remettre sa santé fortement ébranlée, il part pour le midi au mois de décembre ; mais dès les premiers jours du voyage il éprouve une grande fatigue, des douleurs dans les membres inférieurs — surtout du côté droit — et bientôt il ressent des envies très-fréquentes d'uriner et une soif vive.

La miction est d'ailleurs facile, sans douleur d'aucune sorte ; les urines sont claires.

Le 4 janvier 1863 M. X... revient à Paris et consulte le docteur Sénac. Les urines sont analysées, et l'on y constate la présence d'une petite quantité d'albumine. Bains alcalins ; balsamiques à l'intérieur : eau de goudron, bourgeons de sapins, térébenthine, etc.

En mars les besoins d'uriner deviennent très-fréquents ; la miction est douloureuse ; contractions spasmodiques du canal qui arrêtent brusquement le jet de l'urine, et sont accompagnées de vives douleurs uréthrales, vésicales, périnéales et même anales.

Rayer est consulté au mois d'avril ; il diagnostique une affection rénale et envoie le malade à Aix-la-Chapelle. Civiale intervient également ; l'exploration de la vessie lui démontre l'absence de tout calcul, et lui aussi conseille Aix-la-Chapelle. Le malade se rend aux eaux, y passe les mois d'août et de septembre, et y reçoit les soins du docteur Hahn. Bains quotidiens d'une heure de durée.

Vers le mois de septembre surviennent des phénomènes irrégulièrement intermittents que le malade appelle ses *crises :* sensation de pesanteur dans les lombes, élancements à l'anus, besoins d'uriner très-difficiles à satisfaire, le passage de quelques gouttes d'urine provoquant immédiatement une contraction spasmodique de l'urèthre. Ces *crises* ont une durée qui varie d'une demi-heure à deux heures ; elles sont plus fréquentes et plus intenses pendant la nuit. Ventouses scarifiées sur les régions lombaire et périnéale.

Les urines deviennent de plus en plus troubles, elles contiennent d'abondants flocons blanchâtres et des espèces de caillots grisâtres, jaunâtres, déchiquetés, mélangés de sang.

En novembre, les *crises* deviennent encore plus fréquentes; la santé générale s'altère; dyspepsie, insomnie, grande irritabilité nerveuse, inquiétude, hypocondrie, etc.

En décembre, le malade constate que quelques-uns des *caillots* rendus avec les urines *contiennent des poils d'une longueur de 5 à 6 centimètres, et un peu plus fins que ceux du pubis.* Ces poils ont joué un grand rôle dans l'histoire pathologique de M. X...; ils ont fait admettre et rechercher l'existence d'un *kyste pileux* (?); mais jamais l'exploration la plus attentive n'a fait découvrir rien de semblable, et ces prétendus poils n'ayant jamais été vus ni examinés par un médecin, nous ne pouvons émettre en ce qui les concerne aucune opinion même probable.

Le docteur Caudmont est consulté. Il place le siége du mal dans la vessie, et soupçonne la présence *d'un fongus en voie d'exfoliation* (?). Il passe des bougies « pour émousser la sensibilité du canal; » trois fois par jour, un quart de lavement avec 15 gouttes de laudanum de Sydenham; cataplasmes laudanisés, suppositoires belladonés.

Ce traitement reste sans succès. Le docteur Millard est appelé; il ne porte pas de diagnostic précis, mais il prescrit des pilules de térébenthine qui amènent un peu de soulagement.

Au mois de février 1864, le malade a recours aux lumières du professeur Nélaton. L'illustre praticien rejette l'idée d'un fongus, et parle *d'un kyste ouvert dans l'un des reins;* il prescrit du bromure de potassium, qui reste sans effet.

En juillet et août, M. X... prend des bains de mer; les crises deviennent moins fréquentes.

En septembre, le malade s'adresse au docteur Ricord, qui suppose l'existence d'un *kyste rénal gauche ouvert dans l'uretère.* Bains de siége, lavements laudanisés, cathétérisme.

En décembre, M. X... part pour Nice, où il passe l'hiver, se contentant, pour tout traitement, de prendre des lavements laudanisés.

L'été de 1865 se passe sans modifications notables dans l'état du malade; les docteurs Désormeaux et Hardy sont consultés; ils conseillent de continuer l'usage des moyens déjà employés : bains entiers et partiels, balsamiques, etc. M. X... se rend pour la seconde fois aux bains de mer, mais il n'en éprouve aucun bon effet.

La maladie fait de nouveaux progrès pendant l'hiver ; en juillet 1866, M. X... se rend à Evian, où, après quinze jours, il est pris d'une fièvre intermittente quotidienne que le sulfate de quinine coupe au dixième jour.

Le malade revient à Paris au mois d'août dans un état déplorable : élancements douloureux, exaspérés par la marche et le plus léger mouvement, dans les bourses, l'anus, le trajet des uretères, les lombes, l'urèthre ; les érections sont douloureuses.

Le 1er septembre, M. X... s'aperçoit qu'une tumeur du volume d'une noix s'est développée sur le scrotum, en arrière, sur la limite du périnée et au côté gauche du raphé. Civiale est appelé. Le célèbre chirurgien incise la tumeur; il s'en écoule du pus *et de l'urine*. Une sonde est introduite et laissée à demeure dans la vessie.

Le 20 septembre, une nouvelle tumeur se montre sur le trajet de la portion spongieuse de l'urèthre, au niveau de l'angle formé par le pénis et la racine des bourses; elle s'ouvre spontanément au bout de quelques jours, et donne également issue à du pus *mélangé d'urine*. Ces deux ouvertures sont restées fistuleuses.

A ce moment, l'état du malade devient intolérable; les envies d'uriner se renouvellent toutes les demi-heures, et pour les satisfaire incomplétement, M. X... est obligé de s'accroupir sur les genoux afin de diminuer les contractions spasmodiques de l'urèthre. Les urines sont chargées de sang, de pus, de mucus et d'albumine.

En décembre, Civiale croit reconnaître l'existence de deux rétrécissements, et il pratique deux opérations d'uréthrotomie; la seconde est suivie d'une hémorrhagie très-abondante que l'on ne parvient à arrêter qu'avec beaucoup de peine; sondes à demeure.

La miction devient de plus en plus difficile. Le 25 décembre, Civiale introduit une sonde armée d'un mandrin; il s'écoule du sang. Le soir, la miction est impossible et la rétention d'urine absolue. Civiale est appelé pendant la nuit; il sonde le malade et prescrit des ventouses scarifiées aux cuisses, et des grands bains.

Le lendemain matin, la rétention est remplacée par l'incontinence; l'urine coule continuellement, goutte à goutte, par l'orifice de l'urèthre et par les deux fistules. Ce n'est qu'au bout de huit ou dix jours que le malade retombe dans l'état où il se trouvait avant les opérations de Civiale. L'anorexie, la dyspepsie, l'amaigrissement, la faiblesse générale font d'incessants progrès.

En février 1867, M. X... se rend à Angers, mais le changement de lieu n'amène aucun soulagement.

Le 6 juin, le malade vient me consulter à Plessis-Lalande, et il s'y installe le même jour.

*État actuel.* — Les détails qui précèdent me permettront d'être ici très-court. M. X... est pâle, très-amaigri et très-affaibli; anémie et asthénie générales profondes; anorexie et dyspepsie. Le malade ne peut ni marcher, ni même rester assis, sans exaspérer les douleurs qu'il éprouve dans les régions sus-indiquées. Les envies d'uriner sont incessantes; la miction est difficile, douloureuse, incomplète ; les urines sont très-chargées de mucus, de pus, de sang et d'albumine. Malgré les précautions et les soins de propreté les plus minutieux, le malade exhale une odeur urineuse fétide, laquelle imprègne ses vêtements que souille sans cesse l'urine qui s'écoule par les deux ouvertures fistuleuses du scrotum.

Les bords des fistules sont durs, calleux, irréguliers ; la peau environnante est rouge, rugueuse, excoriée. *Je constate l'existence d'un phimosis congénial prononcé.*

Les nuits sont particulièrement mauvaises ; le sommeil est incessamment interrompu par les envies d'uriner, par des érections douloureuses ; souvent par des accès de fièvre.

M. X... éprouve sur les deux côtés de la colonne vertébrale et dans les flancs, *dans les régions rénales*, des douleurs irrégulièrement intermittentes ; elles sont exaspérées par la marche, l'usage de la voiture, les mouvements des membres supérieurs ; lorsqu'elles sont très-vives, elles se propagent, *en suivant le trajet des uretères*, aux organes génitaux, au col de la vessie, à l'anus, et dans ces circonstances, les urines sont chargées d'un dépôt plus considérable, contenant une plus grande quantité de pus et de sang.

C'est en tenant compte de ces phénomènes que nous adoptons l'opinion des éminents confrères qui ont placé dans les reins le siége du mal. Nous sommes en présence d'une *double néphrite suppurée.*

M. X... est en proie à une névropathie générale qui le plonge dans un état d'excitation insupportable ; il fuit la société et reste tout seul enfermé dans sa chambre. Les migraines sont devenues très-fréquentes.

M. X. a quitté Plessis-Lalande, complétement guéri, au mois de décembre 1868 ; son traitement a donc duré dix-huit mois, et dans l'impossibilité absolue où nous sommes d'en indiquer toutes les circonstances, nous allons en reproduire les principales phases.

La première et la plus importante indication était évidemment de reconstituer l'état général. A cet effet l'on administre des *douches reconstitutives*, c'est-à-dire des *douches générales en pluie et en jet* très-courtes. Elles sont parfaitement supportées, et bientôt se manifestent leurs effets habituels : l'appétit renaît, les digestions deviennent meilleures, le sang se refait, le teint se colore, l'excitation nerveuse diminue, les forces se réparent.

Mais *l'action révulsive* des douches froides générales se fait également sentir; les douleurs deviennent moins fréquentes, moins vives; la miction est plus facile.

Au bout de quelques mois, les phénomènes d'acuité ayant notablement diminué, l'on commence l'usage des *bains de siége*, lesquels sont alternativement, suivant les indications, à *eau courante* ou à *eau dormante*.

L'hiver se passe dans des conditions infiniment meilleures que celles de tous les hivers précédents depuis 1863.

Au mois de mars 1868, je constate que les fistules, sur lesquelles je n'espérais pas exercer la moindre action favorable, tendent manifestement à s'oblitérer; à plusieurs reprises, elles se ferment même complétement, mais elles se rouvrent sous l'action des efforts faits par le malade pour opérer la miction. Je me demande alors si le phimosis congénital n'exerce pas ici une influence défavorable, et je propose la circoncision. Le docteur Brongniart, qui a suivi le malade avec Civiale, se range à mon avis, et je pratique l'opération par le procédé que j'ai décrit, et auquel je dois des résultats magnifiques et constants.

Deux mois après, *les deux fistules étaient définitivement fermées*, *et elles le sont encore à l'heure qu'il est*. A deux reprises, des tumeurs se sont encore développées sur le scrotum, mais elles ont été franchement phlegmoneuses, elles n'ont pas donné issue à de l'urine, et il a suffi de quelques jours pour amener la cicatrisation de l'ouverture pratiquée, et la résolution complète de l'engorgement des tissus environnants.

Quelle est la nature de ces tumeurs scrotales? Brongniart et Vidal, qui a suivi notre malade pendant le séjour que lui-même a fait à Plessis-Lalande, ont été tentés de les considérer comme *tuberculeuses*; mais ceci n'est qu'une hypothèse que nous ne pouvons ni accepter ni combattre avec certitude.

Cependant les envies d'uriner étaient devenues moins fréquentes, la miction plus facile et moins douloureuse, les urines de moins en moins sédimenteuses; le malade pouvait marcher, aller en voiture, ramer, chasser sans éprouver ni fatigue ni douleur. Il est devenu l'un des hôtes les plus gais et les plus aimables de Plessis-Lalande.

Encore un effort, et la guérison sera complète. L'on insiste sur les *bains de siége à eau courante*, et je prescris des *bains de cercles révulsifs*. Les balsamiques me semblent devoir, *à l'heure qu'il est*, produire de bons effets, et le malade prend successivement de l'eau de goudron, de la térébenthine et des capsules de copahu.

Le 25 octobre, je prie Grassi d'examiner les urines du malade, et voici la note que me remet l'habile pharmacien :

J'ai examiné avec le plus grand soin l'urine qui m'a été remise de la part de M. le docteur Fleury, et il résulte de mes expériences qu'elle présente les propriétés suivantes :

1° Elle est trouble et présente au fond du vase un dépôt notable;

2° Couleur d'un jaune ambré normal;

3° Odeur aromatique sans fétidité;

4° Densité égale à 1020, c'est-à-dire normale ;

5° L'examen microscopique fait voir dans cette urine une petite quantité de globules de pus et quelques débris de membrane épithéliale. On n'y trouve rien autre chose;

6° Réaction normale portée à l'ébullition après addition de potasse caustique, elle ne se colore pas, elle n'exerce aucune action réductrice sur le réactif cupro-potassique; enfin, elle ne fait éprouver aucune variation au plan de polarisation des rayons de lumière polarisée qui la traversent.

Ces expériences démontrent que cette urine ne contient pas un atome de sucre urinaire ou glycose.

De tout ce qui précède il résulte que l'urine examinée ne diffère d'une urine saine et normale que par la présence d'une certaine quantité de globules de pus.

Paris, le 25 octobre 1868. D<sup>r</sup> GRASSI.

Au mois de décembre, l'urine est entièrement normale ; le malade n'éprouve plus aucune douleur; toutes les fonctions urinaires et génitales s'accomplissent de la manière la plus satisfaisante; le teint est coloré, l'appétit excellent; M. X. quitte Plessis-Lalande dans un état de santé qui ne laisse rien à désirer et qui ne s'est pas démenti.

Je livre cette *Observation* à vos méditations, mon cher Pidoux, et je serai sobre de réflexions.

Voici une maladie qui pendant quatre années suit une marche progressive, résiste aux efforts des représentants les plus éminents de la science, déjoue toutes les ressources de la thérapeutique classique, et après avoir compromis la carrière et l'existence de M. X., finit par mettre sa vie en péril imminent.

Dix-huit mois de traitement hydrothérapique font justice de cette grave affection.

Pensez-vous, mon cher ami, que la relation de cause à effet soit ici assez évidente, et croyez-vous qu'on puisse attribuer la guérison au temps, aux efforts de l'organisme, à la *puissance médicatrice de la nature?*

Ici, comme dans toutes les circonstances analogues, les *lésions locales* ne commencent à se modifier qu'après que *l'état général* a été replacé dans de bonnes conditions. Nous avons commencé par combattre l'anémie, l'asthénie, la « *débilité* » par les *douches froides générales reconstitutives*, et je vous demande si leur action n'a pas été plus efficace que n'aurait été celle de la cannelle, de la gentiane, de la sauge?

Les lésions locales se sont amendées lentement, progressivement, sous l'influence d'une *révulsion continue et dynamique* opérée par les *douches froides révulsives générales et locales*, et je vous demande, à vous et à Raynaud, si la *supériorité* de l'eau froide sur les sinapismes, les vésicatoires et l'urtication n'est pas ici manifeste.

Je ne reviendrai pas sur l'hypothèse d'un *kyste pileux*, car elle n'introduit aucun élément nouveau dans la signification thérapeutique du fait. Je m'abstiendrai également de toute réflexion sur les opérations d'uréthrotomie, pratiquées en vue de rétrécissements uréthraux, sur un sujet qui n'avait jamais eu de blennorrhagie; je me demande seulement s'il faut admettre, avec un confrère, que Civiale *n'a opéré que pour faire quelque chose*

Le 27 avril 1869, la lettre suivante m'était adressée par mon honorable et distingué confrère le docteur Le Roy de Méricourt :

Paris, 27 avril 1869.

Très-honoré confrère,

J'ai l'honneur de vous adresser M. le commandant de M..., capitaine de vaisseau; il est atteint depuis dix-huit mois de la diarrhée endémique de Cochinchine. Les divers traitements employés ont complétement échoué. Pendant les mois de février et mars, nous avions essayé l'hydrothérapie, à Paris; mais soit que le malade fût dans de mauvaises conditions, soit que le traitement eût été mal dirigé, l'*amélioration que nous avions d'abord obtenue* ne s'est pas maintenue. Cette fois, je conseille à M. le capitaine de vaisseau de M... de se mettre *complétement* sous votre direction, dans votre établissement de Plessis-Lalande.

M. de M... n'a pas eu de selle moulée depuis quinze mois! Sa langue est complétement dépouillée de son épithélium. L'amaigrissement est relativement très-considérable.

M. de M... a parfois un appétit extrême qui le porte à des écarts de régime qui nous ont donné souvent des rechutes; je vous signale particulièrement cet obstacle, afin que vous puissiez le maintenir dans une réserve prudente.

Veuillez agréer, très-honoré confrère, l'assurance de mes sentiments aussi distingués que dévoués.

A. LE ROY DE MÉRICOURT.

Le 30, le malade s'installait à Plessis-Lalande et me remettait la note qu'on va lire.

OBS. II. — *Diarrhée contractée en Cochinchine en 1866. — Dyspepsie. — Amaigrissement. — Émaciation. — Résistance de la maladie au bismuth, au quinquina, au fer, au nitrate d'argent, aux toniques, etc. — Traitement hydrothérapique, régime lacté. — Guérison.*

Pendant les trois années 1860, 1861, 1862, que je passai en Chine et en Cochinchine, ma santé, qui jusque là n'avait éprouvé aucune altération et avait résisté à vingt ans de fatigues et de navigation active dans toutes les mers du globe, fut sérieusement éprouvée. — En juillet 1860, je fus atteint d'une for diarrhée qui dégénéra en dyssenterie, dura quatre mois et ne fut complétement guérie qu'au commencement de l'hiver, très-rigoureux dans le nord de la Chine. — Dès mon arrivée en Cochinchine, en février 1861, je ne tardai pas à subir l'influence de ce climat chaud et humide, de cet air saturé d'émanations paludéennes, et d'un service qui me retenait constamment loin des brises rafraîchissantes de mer.

Je commandais un petit bâtiment qui ne sortait jamais des rivières; je souffris pendant plus d'un mois d'une forte éruption de furoncles et j'eus des vers (maladie très-commune dans le pays); on m'en débarrassa par des infusions de semen-contra et de racine de grenadier. Peu après, les fièvres périodiques me prirent, et pendant dix-huit mois, j'en eus un ou deux accès assez forts tous les mois. Néanmoins je n'entrai pas à l'hôpital et je ne cessai pas un seul jour mon service; mais l'estomac ne tarda pas à éprouver un si grand affaiblissement, des troubles si graves, qu'au commencement de 1863, on me renvoya en France.

La traversée me fit grand bien, j'avais encore de temps en temps des vers, j'en eus même six mois après mon arrivée en France, mais l'influence d'une température beaucoup plus fraîche (j'arrivai en France le 10 mars), fit disparaître tous les troubles d'estomac; la fièvre ne reparut plus.

Je passai deux ans et demi en France; ma santé était redevenue ce qu'elle avait toujours été : excellente. En juillet 1865, on me confia le commandement du *Mousse* destiné à la station de Cochinchine. Je ne me vis pas sans quelque appréhension appelé à faire une nouvelle épreuve d'un climat que j'avais si mal supporté, mais quoique je ne l'eusse ni sollicité ni désiré, je ne pouvais songer à le refuser ni même à faire une démarche pour que ma destination fût changée; j'espérais du reste que n'étant pas appelé à faire le même service que pendant la campagne précédente, et commandant un bâtiment qui devait être plus souvent à la mer que dans les rivières, je ne serais pas exposé d'une manière aussi permanente et aussi funeste à l'influence d'un climat qui m'était contraire.

Je quittai la France en novembre 1865, j'arrivai à Saïgon en mars; la traversée fut très-heureuse, je n'éprouvai pas la plus légère indisposition. — Peu après mon arrivée en Cochinchine, je commençai à sentir des troubles digestifs; l'estomac fonctionnait mal, les vers reparurent, je pris du semen-contra, de l'huile de ricin, de la rhubarbe. En mai 1866, deux mois après mon arrivée, le gouverneur de la Cochinchine, M. le vice-amiral de la Grandière, me fit quitter mon commandement et m'appela près de lui pour remplir *à terre* les fonctions de chef d'état-major général. J'obéis sans observation à cet ordre, mais je sentais que cette tâche était au-dessus de mes forces physiques, et que ce genre de service dans un bureau, des occupations sédentaires aussi assujettissantes, convenaient encore moins que le climat à mon tempérament sanguin et à mon besoin de vie active, au grand air.

Les nouvelles fonctions m'imposaient au moins huit heures de travail assidu de bureau par jour, sans repos le dimanche; je les ai remplies avec zèle pendant vingt-deux mois. Je me traçai tout d'abord une hygiène; je m'astreignis à un genre de vie capable de corriger un peu les inconvénients de mon service; je me levais de bonne heure, je montais à cheval, je faisais le soir de longues promenades à pied, je modérais mon appetit. En dépit de toutes ces précautions, au bout de quelques mois, je sentis que le tube digestif se troublait, j'eus des diarrhées intermittentes, des embarras gastriques; pas d'accès de fièvre. Je faisais diète un, deux, trois jours, et je reprenais mon régime ordinaire. En juillet 1867, quatorze mois après mon entrée en fonctions, seize mois après notre arrivée en Cochinchine, je fus pris d'un très-fort accès de fièvre, compliqué de congestion, d'embarras gastrique, de vers; on me fit cesser mon service pendant quelques jours, on me médicamenta, on m'administra des poudres, des pilules, des remèdes contre les vers; bref, en modérant encore mon alimentation, je me soutins vaille que vaille jusqu'en novembre. On m'assurait que la saison fraîche et sèche de ces contrées, qui commence alors et qui dure six mois, me ferait grand bien; j'en doutais, je me sentais sérieusement atteint; j'avais sans cesse la diarrhée, mes digestions étaient mauvaises, la langue rougissait, j'avais des aphthes très-pénibles, des insomnies, des troubles nerveux, beaucoup d'irritation; le travail me devenait de plus en plus intolérable, le teint jaunissait, je maigrissais à vue d'œil, les forces déclinaient sensiblement; on ne me parlait pas de rentrer en France, on paraissait avoir besoin de moi; je ne demandai rien. Cet état dura en s'aggravant pendant les mois d'octobre, novembre, décembre, janvier. En janvier 1867, il y avait six mois que je luttais contre un mal sans remède dans ce pays, *l'anémie*, compliqué d'un commencement de gastro-entérite.

Me sentant tout à fait incapable de continuer mon service, de remplir mes fonctions si importantes, je me décidai à rendre compte de mon état au gouverneur; je lui déclarai que j'étais à bout de mes forces, que je ne pouvais aller plus loin, et qu'il ne devait plus compter sur moi; que s'il ne me renvoyait en France, je serais forcé d'entrer à l'hôpital, où je ne me guérirais certainement pas, et même où mon état ne ferait qu'empirer et ma santé achever de se compromettre sans ressource.

J'espérais partir pour France quelques jours après, par le paquebot des messageries impériales, qui quittait Saïgon pour France le 1er février; mais le gouverneur me dit que j'avais besoin de repos, et m'engagea à changer d'air, à faire une promenade de quelques jours en mer. Je m'inclinai devant cette proposition, à laquelle je ne m'attendais pas, et, deux jours après, dans les derniers jours de janvier 1867, je m'embarquai sur un navire à vapeur de l'État, le *Goëland*, qui allait croiser au large et visiter quelques établissements français sur la côte. L'air de la mer ne me rendit, comme je le prévoyais, ni l'appétit, ni les forces, ni le sommeil; les voies digestives ne se dégagèrent pas, le tube intestinal ne fonctionna pas mieux, la langue ne changea pas de couleur. Le médecin-major de ce bâtiment, que je consultai, m'engagea vivement à rentrer en France au plus tôt, et ne me dissimula pas que j'étais atteint d'un commencement de maladie aiguë qui se développerait rapidement en Cochinchine et ne tarderait pas à devenir chronique. A mon retour à Saïgon, huit jours après mon départ, je rendis compte de mon état au gouverneur, qui se décida enfin à me renvoyer en France par le paquebot du 1er mars. Je passai très-péniblement le mois de février, continuant mon service, mais incapable d'application, ne mangeant qu'un peu de riz.

Bref, après quatre ou cinq mois des plus pénibles, pendant lesquels j'avais subi les conséquences de la privation de sommeil, de l'accablement, de la chaleur, d'une alimentation réduite à deux œufs le matin et un peu de riz le soir, je m'embarquai le 3 mars pour France. Les médecins, je l'ai su depuis, jugeaient mon état assez grave pour être inquiets de mon aptitude à supporter cette traversée d'un mois. Elle fut très-pénible; je la passai presque constamment étendu sur un lit ou sur un fauteuil, ne digérant absolument rien. Quand j'arrivai à Alexandrie, dans les premiers jours d'avril, j'étais tombé dans un état de prostration complet. L'influence des brises fraîches de la Méditerranée et de l'air natal me vivifia un peu. Je ne fis que passer à Paris; j'écrivis au ministre que mon extrême faiblesse me mettait dans l'impossibilité de me présenter à lui, et je me dirigeai, après vingt-quatre heures de repos, sur Brest, où je consultai le conseil de santé de la marine.

L'un de ces messieurs me questionna, m'examina, prit connaissance du certificat du chef de service de santé de Saïgon dont je m'étais muni, et me déclara que j'étais profondément anémié; qu'il fallait me fortifier par des toniques, me mettre au régime des viandes saignantes, des vins vieux, prendre quelques bains pour calmer l'irritation du tube digestif, boire de l'eau de Vals, et aller à Vichy en juin.

Après cette consultation, je partis pour me soigner, ou plutôt me reposer dans ma famille, à Quimper. Le médecin que j'y consultai partagea l'avis de ses confrères de Brest; il me dit qu'il fallait vaincre mon inappétence, ma répugnance pour toute nourriture, la viande surtout, et me fortifier. Je me fis violence pour suivre cette prescription, et, quelques jours après, la diarrhée rompait ses digues; une forte débâcle se déclarait, des aphthes envahirent la langue, la gorge, le voile du palais, toutes les muqueuses. Je fus forcé de garder le lit, d'observer la diète. A la fin d'avril, dès que je me sentis en état de supporter la fatigue du transport en chemin de fer, je partis pour Paris, malgré le conseil de mon médecin, et je consultai le docteur Reynaud, inspecteur général du service de santé de la marine, qui constata une gastro-entérite dans la période subaiguë, compliquée d'une forte anémie, et il m'adressa au docteur de Méricourt, qui m'engagea à prendre de la crème de bismuth, à continuer le même régime alimentaire, à passer le mois de mai à la campagne, et à prendre les eaux de Plombières en juin. Cette médication, aidée probablement par une meilleure hygiène, par la distraction du séjour de Paris dans une saison encore fraîche, produisit un mieux sensible : la diarrhée s'arrêta, je repris un peu de force, retrouvai un peu d'appétit ; la langue, toujours rouge, devint moins sèche.

Le 15 mai, je partis pour la Bretagne et m'établis à la campagne, au milieu des montagnes, à petite distance la mer, dans les meilleures conditions de confortable et de salubrité. Le mieux continua jusqu'en juin ; mais, dès que les fortes chaleurs se firent sentir, je retombai dans mon état de malaise et de prostration. Les mêmes phénomènes reparurent ; *la diarrhée devint plus forte que jamais.* L'on m'engagea à entrer à l'hôpital de Brest ; j'y fus admis le 4 août.

Le médecin chargé de me donner ses soins m'ausculta, me percuta, me questionna, et déclara que j'étais anémié ; que les intestins ne fonctionnaient pas ; qu'il allait d'abord me rendre des forces en me nourrissant très-fortement et en me soutenant l'intestin par la poudre de bismuth à haute dose, 20 grammes par jour d'abord, puis 30, 40, coupée de 6 grammes de diascordium, et divisée en 6 paquets ; qu'ensuite il essaierait, quand je me serais un peu fortifié, que la diarrhée serait calmée, un traitement hydrothérapique, enfin, les lavements au nitrate d'argent et le perchlorure de fer.

Je débutai par le bœuf, le mouton saignant, et 20 grammes de bismuth par jour. L'appétit reparut, la diarrhée fut enrayée ; je repris quelques forces ; mais, au bout de dix jours, l'appétit s'arrêta, la langue se couvrit d'aphthes, devint rouge-feu, et la débâcle recommença. On continua le bismuth, et, les aphthes guéries, on essaya des douches. On m'administra trois ou quatre douches en cercle, de 40 secondes, concurremment avec une douche sur toutes les parties du corps. Je m'en trouvai très-mal, soit que j'y fusse mal préparé, soit que l'instrument fût manié par un médecin sans expérience, ou que le régime en contrariât l'effet; je ne pus supporter l'eau froide; la diarrhée augmenta, j'eus *jusqu'à douze garde-robes par jour ;* absence de matières fécales, odeur âcre presque purulente. *On déclara qu'il y avait ulcération de la membrane du gros intestin.* On essaya le fer, je ne le supportai pas; les lavements au nitrate d'argent, j'en pris quatre; l'instrument se brisa. on ne put le remplacer. On eut recours aux lavements de ratanhia, deux par jour, et on revint au bismuth, qui n'eut plus d'effet.

L'appétit avait entièrement disparu, mais on me recommandait toujours de manger ; on me fit avaler de la viande crue en boulettes, sans aucun bon résultat ; je m'anémiais de plus en plus. Après deux mois de séjour dans l'hôpital, j'étais retombé dans le même état qu'en y entrant. Fatigué de tant d'essais, je me décidai, après deux mois et demi, à rentrer chez moi et à ne demander qu'à l'hygiène, au retour d'une température plus fraîche, une amélioration que la science et le bon vouloir des médecins que j'avais consultés à Brest, à Paris, à Quimper, n'avaient encore pu me donner. Je leur avais parlé à tous du régime des adoucissants, du lait, des bouillies, qui m'avaient été conseillés à Saïgon; ils se récrièrent, déclarèrent que cette alimentation m'était tout à fait contraire; que ce que j'avais de mieux à faire, c'était de continuer à prendre du vin de Bugeaud, du madère au quinquina (comme à Brest), du vin vieux, même du porto, et à me nourrir fortement; puis qu'au printemps il fallait entreprendre un traitement hydrothérapique dans un établissement spécial.

Ce régime ne réussit pas mieux que par le passé ; l'hiver fut très-pénible ; l'humidité continuelle me condamnait à vivre dans ma chambre. En janvier, trois mois après ma sortie de l'hôpital, je fis appeler le médecin qui m'avait soigné à l'hôpital de Brest. Je lui dis que je m'étais borné à prendre, quand la diarrhée rompait ses digues, un peu de crème de bismuth et des lavements de ratanhia ; il constata qu'il n'était survenu aucun changement à mon avantage dans mon état, qu'il fallait profiter des premiers beaux jours pour aller faire à Paris de l'hydrothérapie.

Au commencement de février, je sentis l'influence d'un printemps précoce ; j'éprouvai une amélioration assez sensible, la diarrhée s'arrêta même pendant quelques jours. Le beau temps se maintenant, je partis pour Paris, le 15 février, et je consultai le docteur de Méricourt, qui m'engagea à rester chez ma sœur, à Paris, où j'aurais plus de confortable, de distractions, de meilleurs soins même que dans une maison de santé ; qu'il était inutile de me mettre sous la surveillance constante d'un médecin, et il me présenta au docteur Braud, qui dirige un gymnase hydrothérapique rue de la Chaussée-d'Antin,

Je commençai à prendre tous les matins une douche simple, le docteur me fit faire de la gymnastique avant et après, surtout des mouvements répétés, des exercices de tension des muscles des bras au moyen de poids. — Dix minutes d'exercice avant et après la douche.

J'allais à pied, je revenais de même ; un tour de 40 minutes de marche. Le temps était beau ; je maintins avec d'autant plus de confiance le régime suivi depuis près d'un an, que les premières douches, aidées par la crème de bismuth, me firent grand bien ; la diarrhée s'arrêta ; mais, d'une part, je ne suivais aucune hygiène, n'observais aucune retenue dans mon régime alimentaire, je buvais du vin, du porto, des liqueurs, du café ; je mangeais des truffes, des oranges; je veillais tard. Bref, après 8 ou 9 douches, je sentis un grand malaise ; je l'attribuai au changement brusque de température, qui, dans le courant de mars, s'abaissa à 0 degré et devint très-âpre, très-humide. Je parlai au docteur Braud de suspendre mes douches ; il insista pour la continuation du traitement, aussi, sinon plus, efficace en hiver qu'en été quand les réactions se font bien. Je suivis son conseil, et deux jours après, je fus pris d'un embarras gastrique compliqué de fièvre, de congestion, de diarrhée très-forte.

Le docteur de Méricourt, que je fis appeler, était absent de Paris ; trois jours après, à son retour, il me trouva au lit, me blâma d'avoir continué les douches malgré l'abaissement de la température, n'attribua pas l'accident survenu à un mauvais régime ; m'engagea pourtant, à cause de la fièvre et pour en prévenir le retour, à me modérer un peu, me renvoya en Bretagne et me dit qu'il me préviendrait quand il serait temps de continuer le traitement hydrothérapique.

A la fin d'avril, après un mois très-pénible passé en Bretagne, je revins à Paris, désireux d'entrer dans une maison de santé; on m'avait indiqué celle de Plessis-Lalande, comme située dans de meilleures conditions que toutes les autres, et dirigée par le créateur de l'hydrothérapie scientifique. Mon ami, M. H..., qui dès le mois de février me l'avait recommandée avec insistance, était revenu à la charge ; M. de Méricourt convint que je ne pouvais m'adresser à une spécialité plus incontestée que celle du docteur Fleury ; et le 30 avril, je fus admis dans son établissement.

*État actuel.* — Anémie profonde ; amaigrissement et affaiblissement considérable ; le *facies* porte l'empreinte des souffrances intestinales ;

la langue est rugueuse, framboisée, complétement dépouillée de son épithélium; le pouls est petit; le volume du foie et celui de la rate dépassent de quelques centimètres leurs limites normales; la palpation et la percussion de l'abdomen ne fournissent aucune autre indication. L'appétit est vif, mais dès que le malade a mangé, il survient un nombre plus ou moins considérable d'évacuations alvines, liquides.

La faiblesse est extrême; c'est à peine si le malade peut faire quelques pas; il ne peut ni lire ni écrire; il est réduit à une impuissance absolue, au triple point de vue physique, intellectuel et moral.

Je ne dissimule point à M. de M... l'extrême gravité de son état, et je lui annonce, qu'en outre du traitement hydrothérapique que je vais lui appliquer, je le soumettrai probablement au *régime lacté*. A ces mots, le malade se récrie vivement, disant que ce régime lui a été unanimement méconseillé et qu'il le redoute beaucoup. — Ne précipitons rien, répondis-je, et peut-être dans quelques jours le réclamerez-vous spontanément.

Voici maintenant un extrait du *journal* qui a été rédigé par M. de M... avec une intelligence et une ponctualité remarquables, et je ne crains pas d'en reproduire les détails, parce qu'il importe de montrer les influences qui, dans le traitement de cette grave maladie, ont été exercées isolément et réciproquement par l'eau froide, le régime alimentaire et les agents atmosphériques.

Le vendredi, 30 avril, à neuf heures et demi, arrivé à Plessis-Lalande. M. Fleury m'engage à peu déjeuner, mais ayant grand appétit, je mange de l'omelette, une côtelette de mouton aux pommes et du fromage; eau minérale de Schwalheim, trois ou quatre verres. Il y avait vingt-quatre heures que je n'avais eu d'évacuations, mais depuis dix jours je prenais environ quatre petites cuillerées par jour de crême de bismuth. Dans l'après-midi, deux évacuations assez fortes, colorées de noir sous l'influence du bismuth, et très-peu liées. Dîné avec appétit après avoir pris une courte douche sur le dos et les reins, et fait de courtes promenades avant et après la douche. Après dîner, une évacuation dans la soirée et trois pendant la nuit; elles sont beaucoup moins noires, mais plus liquides.

1er *mai.* — Déjeuné avec du lait chaud et du pain. Douche comme la veille, à huit heures. Promenade modérée. Douche à quatre heures; dîné avec appétit, pas d'évacuation pendant la journée; fatigue et lourdeur d'intestin avant dîner. Forte évacuation jaunâtre et d'odeur très-âcre à neuf heures. Deux évacuations de même nature et assez abondantes pendant la nuit. *Le docteur me prescrit le régime lacté.*

2 *mai.* — Pris le matin du laid chaud et du pain. Douche un peu plus longue à huit heures. Suivant les prescriptions du docteur, déjeuné à dix heures avec une soupe de semoule au lait et du riz. Promenade modérée pendant le jour; grand appétit. Dîné avec une soupe au lait et du riz avec du pain. Resté sur ma faim. Très-bonne nuit; dormi plus de huit heures. Je sens que, malgré cette alimentation beaucoup plus légère que celle de la viande, des légumes, etc.,

et malgré la substitution de l'eau minérale au vin, j'ai plus de forces, moins de malaise, que les digestions sont meilleures, les nerfs plus calmes, que mon irritation a beaucoup diminué. Il est évident que l'intestin fatigue moins, et que l'assimilation se fait mieux, car voilà, aujourd'hui 3 mai, à deux heures, trente-six heures que je n'ai eu d'évacuations.

3 *mai.*— Après une très-bonne nuit, fait une courte promenade; pris une soupe au lait; douche. Promenade de réaction; déjeuné avec soupe au lait, riz, lait froid. Bu un peu d'eau minérale; mangé avec appétit et plaisir, digestion facile. J'éprouve une amélioration sensible. A deux heures et demi pris un peu de lait froid avec du pain; à quatre heures, douche, promenade; dîné avec soupe au lait et semoule au lait et aux œufs; après le dîner, promenade. Je sens l'intestin fatigué, et vers sept heures j'ai une première évacuation; matières jaunâtres, sans fétidité ni âcreté, en partie liquides en partie liées, et peu abondantes; j'ai deux autres petites évacuations avant de me mettre au lit. Même nature et quantité de matières; je sens l'intestin se dégager difficilement. A onze heures du soir, à deux heures du matin, à cinq heures, évacuations de même nature, c'est-à-dire six en dix heures, après quarante heures de repos.

4 *mai.* — Pris une soupe au lait, courte promenade, douche, promenade de réaction. Je me réchauffe facilemeut après la douche. Déjeuné avec soupe au lait, riz, lait froid et soufflé aux œufs. Courte promenade, sous le promenoir couvert, avant la douche. Douche à quatre heures. Promenade de réaction. Dîné avec soupe au lait, riz au lait, un peu de pain. Deux évacuations pendant la nuit, à deux heures et demi et à cinq heures; la première à peu près liée, la seconde plus molle; couleur jaune pâle; ni âcreté, ni fétidité. Je me sens l'intestin soulagé; l'état général est meil-

leur. Les forces augmentent; la réaction se fait bien après la douche; le sommeil est excellent : huit ou neuf heures. Je crois que ce régime me convient. La langue est moins rouge, elle se recouvre d'une pellicule blanche.

5 *mai*. — Même régime et même traitement. Écrit sans fatigue de midi à trois heures; ni la lecture, ni l'écriture ne me fatiguent. Je sens que l'intestin est beaucoup moins chargé et se dégage plus facilement. Je n'éprouve ni souffrance ni malaise d'aucune espèce. Je vais à Villiers en omnibus, et reviens à pied. Je me mets au lit à neuf heures et demie; à dix heures j'ai une évacuation peu abondante et presque entièrement composée de matières jaunes pâles *assez liées*.

6 *mai*. — Je sens que mon état s'améliore, que les forces augmentent, que l'irritation diminue, que l'intestin fatigue moins et reprend peu à peu ses fonctions. Quoique moins sensible au froid, je conserve caleçon de flanelle et bas de laine, même pendant la nuit. Depuis que mes évacuations sont moins fréquentes, j'ai plus de gaz. *A deux heures, forte evacuation tout à fait liée, blanchâtre.*

8 *mai*.— Bonne journée, pas d'évacuation ni d'embarras d'intestin. Je sens très-peu d'inflammation à la bouche et à la langue. Collationné à trois heures avec une tasse de lait froid et un peu de pain. Je sens un peu d'embarras d'intestin; deux petites évacuations avant de me mettre au lit, et trois pendant la nuit. L'intestin se dégage difficilement; les matières sont peu liées; je n'éprouve aucun embarras d'estomac.

9 *mai*. — Écrit pendant trois heures sans fatigue. A deux heures et demie pris une tasse de lait. Les forces augmentent, l'appétit est bon. Même couleur des évacuations; aucune inflammation de la bouche ni de la langue. Un peu d'embarras d'intestin, évacuation assez forte, peu liée, *mais non liquide*, à huit heures du

soir. Autre évacuation, très-peu abondante mais plus molle, à dix heures. A une heure du matin, petite évacuation molle; j'ai de la peine à me rendormir; je sens de l'embarras d'intestin ; je prends à trois heures un lavement froid et je le rends à quatre heures, puis je me rendors d'un bon sommeil jusqu'à sep heures.

10 *mai.* — Le lavement m'a soulagé l'intestin. J'ai toujours beaucoup de gaz, moins cependant depuis que j'ai pris un lavement. Évacuation assez abondante et bien liée, à neuf heures; très-bon sommeil. Petite évacuation plus molle à deux heures du matin, toujours beaucoup de gaz.

11 *mai.* — Je commence à être fatigué du régime ; je n'ai pu avaler que très-peu de riz. Évacuation ordinaire à une heure après-midi, l'intestin est presque libre, les forces augmentent sensiblement. En somme amélioration progressive bien soutenue.

13 *mai.* — Je vais à Paris où je déjeune avec deux œufs à la coque et du chocolat au lait, du pain et du beurre. Je fais plusieurs courses à pied, en voiture, et je suis de retour à trois heures. Après dîner, je sens une fatigue assez naturelle, m'étant levé à cinq heures et demie et ayant couru tout le jour ; je sens aussi un fort embarras d'intestin et des coliques ; dans la journée j'avais pourtant eu une évacuation assez liée et abondante. Pris un lavement que je garde une demi-heure ; il fait un bon effet et me débarrasse de beaucoup de gaz qui me ballonnaient le ventre. Petite évacuation assez liquide pendant la nuit, à deux heures ; bon sommeil de huit heures.

14 *mai.* — L'intestin est libre, mais je m'aperçois que le lait, sans pain, ni riz, qui me nourrit bien, que je bois avec plaisir et digère très-facilement, est ce qui me convient le mieux. L'intestin a encore besoin de repos ; trop de fatigue, d'exercice en chemin

de fer ou en voiture lui donne des ébranlements; du reste, je sens que les forces augmentent, et le docteur a remarqué ce matin *que je reprenais un peu de chair*. A sept heures, évacuation assez liée et abondante, suivie d'une petite, plus molle, à neuf heures; bonne nuit, dormi neuf heures, malgré un peu de lourdeur d'intestin.

16 *mai*. — Évacuation à midi, un peu molle; à deux heures petite évacuation plus molle. Pendant la promenade, évacuation liquide, d'odeur un peu âcre. Je sens beaucoup de gargouillements dans l'intestin; j'ai toujours beaucoup de gaz. Je me demande si cette diarrhée n'est pas indépendante de l'état de l'intestin et ne provient pas de la grande quantité de lait que j'absorbe. Bonne nuit jusqu'à trois heures, évacuation molle. J'ai toujours de l'embarras d'intestin, beaucoup de gaz, de gargouillements. Pris un lavement froid que je rends une demi-heure après, avec peu de matières.

17 *mai*. — Vers midi, je commence à sentir de l'embarras d'intestin et des gargouillements. A une heure et demie, évacuation très-molle assez abondante, qui me soulage beaucoup l'intestin. A deux heures, je vais voir le docteur qui me trouve beaucoup mieux et me dit qu'il ne me tiendra plus longtemps au régime du lait, mais qu'il ne faut pas encore faire de gymnase. Il m'engage à m'entourer le *ventre d'une serviette mouillée bien tordue*. A cinq heures, je sens encore l'intestin très-chargé; pris un lavement froid qui me soulage un peu. Je me couche de bonne heure.

18 *mai*. — A sept heures, évacuation très-abondante, bouillie assez compacte, grand soulagement d'intestin, promenades. Je me sens l'intestin très-libre, pas d'embarras d'intestin dans la soirée. A trois heures du matin, sentant un peu de lourdeur, je

prends un lavement froid que je garde une demi-heure et qui me dégage entièrement.

19 *mai.* — Le docteur s'aperçoit que mes chairs se reforment; il me trouve beaucoup mieux et me permet deux œufs à la coque. On m'en sert un que je mange avec plaisir. L'amélioration continue *malgré un temps très-dur*. Pas d'embarras d'intestin; bonne nuit jusqu'à trois heures. Pris un lavement froid.

20 *mai.* — Toujours beaucoup de gaz, mais moins d'embarras d'intestin. En somme, grande amélioration depuis trois jours; il me semble que le lundi 17 une nouvelle phase de ma convalescence a commencé; elle marche plus vite, j'ai presque repris mes fonctions normales et régulières; la langue est très-bonne; les forces augmentent tous les jours et l'embonpoint commence à reparaître.

21 *mai.* — A cinq heures, bonne évacuation après lavement; bien dîné, régime ordinaire. A huit heures, petite évacuation plus molle. Avant de me mettre au lit, je m'applique sur le ventre une serviette trempée dans de l'eau froide et bien tordue, soutenue par une ceinture de taffetas gommé. Je m'aperçois de suite que cette application froide, substituée à la double ceinture de flanelle que je ne quittais pas depuis près d'un an, me soulage beaucoup l'intestin et fait à peu près l'effet d'un lavement. Petite évacuation à minuit et demi; bon sommeil.

22 *mai.* — Je me sens le ventre très-soulagé, j'ai beaucoup moins de gaz, je garde cette ceinture jusqu'à la douche du soir et ne la reprends, d'après l'ordre du docteur, qu'en me mettant au lit. Le mieux continue. L'appétit augmente, je crois que le tube digestif est en voie d'assez proche guérison.

23 *mai.* — Très-bonne journée, sans évacuation ni embarras d'intestin. Le temps est plus sec. Je mange

quelques asperges et un peu de glaces. Evacuation après le dîner, *assez liée et peu abondante.* Autre évacuation plus abondante et plus molle à neuf heures; elle me dégage complétement l'intestin. Excellente nuit.

24 *mai.* — L'appétit augmente beaucoup; à cinq heures, après la promenade, pressé par la faim, je mange deux petits biscuits avec un peu de confitures de coing. J'ai eu toute la journée l'intestin très-libre. A cinq heures et demie, forte évacuation *bien liée.* A neuf heures et demie, petite évacuation plus molle. Nuit un peu agitée et troublée par des tiraillements d'estomac. A minuit petite évacuation. A deux heures, pressé par la faim qui m'empêche de me rendormir, je mange un biscuit et une tablette de chocolat.

25 *mai.* — Je préviens le docteur que mon alimentation est insuffisante, que le lait ne rassasie plus ma faim. Il me permet des bouillons gras et des œufs sur le plat, en m'interdisant toujours la viande. Déjeuné de grand appétit, avec potage gras, œufs aux pointes d'asperges, quelques pommes de terre, gâteau de semoule au lait et fraises dans du lait. Deux petites évacuations avant et après le dîner.

27 *mai.* — Déjeûner : soupe de semoule, œufs sur le plat, pommes de terre. Ecrit plusieurs lettres. A cinq heures et demie, forte évacuation. Dîner : soupe au riz, œufs sur le plat, pointes d'asperges et petits pois. Bon sommeil de six heures et demie. A quatre heures et demie je prends un lavement que je garde une demi-heure et qui me dégage l'intestin un peu embarrassé.

28 *mai.* — Je vais à Paris et ne prends pas de douche le soir. Je quitte mes vêtements de flanelle pour des caleçons et des bas de coton. J'ai pris un lavement à neuf heures, pour me dégager complétement l'intestin avant d'aller à Paris. Beaucoup marché dans la

journée. Tasse de lait à deux heures et demie. A six heures et demie, dîner : œufs, potage gras, asperges, crême. Pas de fatigue ni d'embarras d'intestin dans la journée ni après le dîner. Retour à Villiers par un temps très-pluvieux, à dix heures et demie. Je ne m'endors qu'à onze heures et demie. Bonne nuit. A cinq heures, évacuation assez abondante.

29 *mai.* — Le docteur me trouve la langue très-belle. Il me dit que dans quelques jours il me permettra du blanc de poulet.

31 *mai.* — Le docteur me pèse, j'ai gagné 1 kil. 1/4 depuis le 5. Il me trouve la langue très-belle et me permet de manger du poulet. Déjeûner : potage au riz, œufs sur le plat, lait, gâteau de semoule, fromage à la crême. A deux heures, évacuation partie liquide, partie bouillie; *je trouve le temps froid et dur.* A dîner, mangé poulet sauté, asperges, glaces ; mauvaise digestion, évacuation presque liquide à sept heures. Je me couche à neuf heures. Embarras d'intestin. Pris un lavement froid qui me soulage. Bien dormi jusqu'à quatre heures. Evacuation après lavement. L'intestin se dégage complétement. En somme, bonne nuit.

31 *mai.* — *Temps froid et pluvieux.* Le docteur me recommande de ne manger ni beurre, ni poulet à la sauce. Déjeûner avec potage gras, deux œufs à la coque, bouillie de semoule au lait. Bonne digestion, mais je m'aperçois de plus en plus que je ne puis, *surtout dans les changements de temps*, me permettre la moindre infraction à mon régime.

1er *juin.* — *Temps très-froid et très-humide.* Déjeûné avec potage au tapioca, deux œufs sur le plat, turbot à la sauce (permis par le docteur), gâteau de semoule au lait, confitures. Bonne digestion ; un peu d'embarras d'intestin, que j'attribue au froid. Repris mon caleçon de flanelle. Dîné sans appétit. Grand embarras d'intestin et forte *évacuation liquide* aussitôt après. J'ai grand froid et me couche à huit heures. A minuit, à deux heures, à quatre heures, évacuations liquides. L'intestin toujours embarrassé. A quatre heures et demie, pris un lavement que je garde jusqu'à six heures. Evacuation à sept heures ; *six dans les vingt-quatre heures.*

2 *juin.* — Bonne digestion. Ecrit pendant plus de deux heures. Evacuation presque liquide après le dîner. Courte promenade. Evacuation à dix heures. Je prends un lavement que je garde jusqu'à quatre heures et demie. Bonne nuit.

3 *juin.* — Déjeûner : potage, poulet, fromage à la crême. Le temps devient pluvieux et encore plus froid ; courte promenade. Je me réchauffe difficilement après la douche. Depuis quelques jours, mes pieds étant blessés, je marche moins et obtiens de moins bonnes réactions. Dîner : soupe grasse, poulet. Après le dîner forte évacuation liquide. Je me couche à huit heures, après avoir pris un lavement. Evacuations liquides à minuit, à trois heures et à sept heures du matin.

4 *juin.* — Le docteur *me dit de reprendre le régime du lait.* Je remarque que c'est depuis le 30 mai, jour où le docteur m'a permis le poulet, que mes digestions sont mauvaises ; *il est vrai que ce changement de régime a coïncidé avec le changement de température;* l'appétit a aussi beaucoup diminué. J'ai prévenu, à quatre heures, le docteur que j'avais le ventre en mauvais état ; il me donne une faible douche, me remet au régime du lait. Je prends deux lavements le soir et dans la nuit. Mange très-peu, dors bien. — Les évacuations diminuent, mais elles sont très-liquides.

6 *juin.* — La température s'élève à 17 degrés à sept heures du matin. Deux évacuations avant le dîner. Je ne prends que du lait et des asperges ; forte évacua-

tion molle à une heure et demie. Je ne me rendors qu'à quatre heures après avoir pris un lavement.

7 *juin.* — Je prévins le docteur que j'ai beaucoup de gaz, le ventre très-ballonné et une grande faiblesse; peu d'appétit; douche qui me soulage l'intestin. Dîner : lait, artichauts sans sauce, cerises. Evacuation après le dîner, pris un lavement à neuf heures, je me débarrasse à dix heures et demie; dormi jusqu'à une heure et demie. Grand embarras d'intestin. Beaucoup de gaz. Second lavement à 2 heures. Je le rends tel que je l'ai pris à quatre heures; dormi jusqu'à cinq heures; mauvaise nuit.

Le 9. — Vu le docteur, qui m'engage à ne pas m'écarter du régime au lait et à manger à part. Je suis en voie de reprendre ce que j'ai perdu depuis dix jours.

Le 10. – Je bois glacé, avec l'autorisation du docteur. Mieux très-sensible; j'ai déjà repris beaucoup de force et fais de plus longues promenades. Le ventre est déballonnée. J'ai beaucoup moins de gaz et d'embarras d'intestin.

11 *juin.* — Bonne digestion; travaillé sans dormir une partie de l'après-midi.

Le 12. — Je vais à Paris; fait plusieurs courses. Dîner : asperges, lait, crême renversée, glaces à la vanille et à la fraise; embarras d'intestin après le dîner. Rentré à Plessis à dix heures et demie. Bonne évacuation assez liée, mais agitation qui m'empêche de m'endormir. A onze heures et demie pris un lavement que je rends à une heure avec fort peu de matières.

Le 13. — A 3 heures, forte évacuation assez consistante. L'embarras d'intestin a cessé. Je commence à reprendre ce que j'ai perdu. Il est clair que je dois me tenir encore pendant quelque temps au régime du lait, que l'intestin ne fonctionne pas assez bien pour digérer des aliments plus substantiels, surtout de la viande.

Le 14. — Pas d'évacuation depuis celle d'hier soir. Pas d'embarras d'intestin ; c'est la meilleure journée depuis quinze jours. La peau rougit bien à la friction après la douche ; les réactions doivent être très-bonnes. A sept heures, dîné de grand appétit. Soupe de lait, bouillie de sarrazin, œufs au lait avec biscuits et lait caillé au sucre. Bonne digestion.

Le 15. — Plus d'embarras d'intestin, pas d'évacuation dans la journée. Mais je sens que l'intestin qui commence à fonctionner est encore très-sensible, quoiqu'il ait un travail facile à faire par suite de mon régime de lait, de bouillie et de pain trempé.

Le 16. — Pendant le jour j'ai eu de petites évacuations provoquées par le lavement de ce matin. Pris un lavement à neuf heures, avant de me mettre au lit. Pas d'embarras d'intestin, mais quelques gaz. La promenade ne me fatigue pas, même quand je marche vite. A quatre heures, pris un second lavement. *Evacuation bien liée et peu abondante à cinq heures et demie.*

24 *juin.* — Depuis le 16, je n'ai eu chaque jour qu'une seule évacuation bien liée. Le docteur m'a prescrit une *douche en cercles.* Bonne journée, sans embarras d'intestin.

25 *juin.* — Rien de particulier. Douche ordinaire le matin, douche en cercles dans l'après-midi. Quarante heures sans évacuation. Après le dîner, je sens de l'embarras d'intestin. Evacuation à huit heures et demie. Pris un lavement à quatre heures. Evacuation à cinq heures,

26 *juin.* — Rien de particulier. Mieux progressif. Forte évacuation liée à deux heures. Mangé quelques fraises dans du lait, à déjeuner. Promenade d'une heure sans fatigue après la douche du soir. Le beau temps

et les douches en cercles me font grand bien. Les forces augmentent. Bonne nuit. Lavement sans résultat à quatre heures du matin.

27 *juin.* — Le docteur me pèse. J'ai gagné 3 kilog. en deux semaines, dont 2 depuis la dernière. Pas d'évacuation depuis hier deux heures, c'est-à-dire depuis vingt-sept heures. La peau fonctionne. Dîner : artichaut sans pain ni sauce, glace à la vanille avec petits gâteaux. Promenade d'une heure après le dîner. Quelques contractions d'intestin. Bonne et forte évacuation à neuf heures. L'intestin ne me paraissant pas dégagé, je prends un lavement que je rends à onze heures sans matières.

28 *juin.* — Je vais à Villiers et je reviens à pied. Sentant un peu de fatigue après quarante minutes de marche, je me repose vingt minutes en revenant. Il y a grande amélioration dans l'intestin ; il est encore lent, a peu de ressort, quelques contractions, mais il travaille tout ce qui y passe et le garde longtemps sans trop de fatigue ; mais je ne le crois pas encore capable d'un grand effort ; il vaut donc mieux le ménager encore pendant quelques jours, pour le mieux préparer à supporter une alimentation plus substantielle qui me sera nécessaire quand je ne prendrai plus de douches. Les gaz diminuent. Le ventre est moins dur. La douche circulaire me fait grand bien.

30 *juin.* — Pas d'embarras d'intestin, pas de gaz pendant la journée. Ventre tout à fait libre. Le docteur me permet les bouillons et les confitures de cerises, fraises et framboises ; il me trouve en excellente voie et me promet une prochaine guérison. Encore quelques semaines de régime et de prudence.

2 *juillet.* — Je vais à Paris. Mon beau-frère et D .. m'ont trouvé bien mieux. La transpiration reparaît. Les progrès sont sensibles du jour au lendemain.

6 *juillet.* — A la douche, le docteur me dit de

manger du poisson bouilli à la sauce, mais pas de poisson frit. Il y a cinq jours que j'ai commencé à mitiger par des œufs et des bouillons le régime lacté.

7 *juillet.* — Les forces augmentent sensiblement et les chairs me semblent se recouvrir. La peau fonctionne bien : elle a de la chaleur, se colore à la douche et surtout à la friction. Je transpire pendant la nuit. L'estomac n'a plus ces ardeurs malsaines auxquelles j'avais de la peine à résister. Je crois que l'irritation du tube digestif a beaucoup diminué. Mais les fruits me donnent quelques contractions d'intestin.

M. de M... a quitté Plessis-Lalande le 15 juillet, considérant sa guérison comme assez avancée pour n'avoir plus qu'à la consolider au sein de sa famille et à la campagne. Je regarde ce départ comme prématuré, mais ne pouvant retenir le malade, je lui recommande d'être très-prudent en ce qui concerne le régime alimentaire et les agents atmosphériques, et il me promet de revenir au premier indice d'une rechute.

Que pensez-vous de cette *Observation*, mon cher Pidoux ?

La puissance et l'efficacité de la *révulsion* vous apparaissent-elles ici dans tout leur jour ?

Reconnaissez-vous la *supériorité* de la *révulsion* sur tous les prétendus *toniques*, qui ne sont que des *excitants ?*

Vous comprenez bien, d'ailleurs, qu'en disant la *révulsion*, je veux dire la *révulsion hydrothérapique*, car je ne pense pas que, dans votre pensée, cette remarquable guérison aurait pu être obtenue par un autre modificateur que l'*eau froide*, par l'un des nombreux agents que vous indiquez dans le chapitre que vous avec consacré à la *médication irritante transpositive.....*, et dans lequel vous ne faites aucune mention de l'hydrothérapie.

Le 29 mai 1867, la lettre suivante m'était adressée par mon honorable et éminent confrère le docteur Henroz (de Marche, Belgique).

Monsieur et honoré confrère,

Permettez-moi de vous prier de me faire l'honneur de me donner au plutôt vos judicieux conseils,pour ce qu'il convient de faire, pour un jeune homme appartenant à une bonne famille de Belgique, et qui se rendra dans votre établissement de Plessis-Lalande aussitôt qu'il pourra supporter le voyage.

M. X., âgé de trente-sept ans, célibataire, de taille moyenne et bien proportionnée, châtain, yeux bleus, très-vif, doué d'une prodigieuse mémoire, de beaucoup d'imagination, fort instruit, a été, pendant près d'un an, dans le courant de 65 et 66, atteint de douleurs d'estomac et d'intestins qui l'avaient fait étonnamment maigrir. Le côlon ascendant était le siége d'un engorgement qui n'a pas tout à fait disparu. Les fèces n'avaient plus le quart de leur volume normal; il n'en est plus ainsi maintenant.

M. X., qui a beaucoup voyagé et parcouru toutes les stations de bains de France et d'Allemagne, a été assez heureux pour se préserver de toute affection vénérienne.

Il était bien remis de son affection gastro-intestinale, avait recouvré toute sa vigueur depuis plusieurs mois, lorsque dans les premiers jours de mars dernier, il fut, ayant pris froid au jardin, saisi d'une vive douleur au larynx, avec toux rauque, respiration sifflante, dypsnée simulant le croup. Ces accidents cédèrent à une application de sangsues, mais il restait de la gêne au milieu de l'articulation sterno-claviculaire gauche, gène qui augmentait par la pression, quand tout à coup M. X. ressentit une extrême douleur au sternum, s'irradiant vers le cou et le bras gauche; grande gêne de respiration, angoisse inexprimable, pâleur, refroidissement, pouls à peine sensible, donnant quarante pulsations; tendance à la syncope. J'étais présent et fort inquiet, ayant vu succomber plusieurs personnes dans cet état.

Cet accès de sternalgie se dissipa peu à peu, mais pour se reproduire le lendemain avec la même intensité. Ne reconnaissant aucune lésion thoracique, non plus que plusieurs autres médecins, qui pût rendre compte des symptômes dont j'étais témoin, j'espérais que le sulfate de quinine en ferait justice. Les accès revinrent et, pour couper court à cette narration, je vous dirai qu'ils n'ont pas cessé, pour ainsi dire un seul jour, de se produire ; les opiacés, le musc, le castoréum, l'arséniate de soude, le valérianate de quinine, le sulfate d'atropine, les vésicatoires, etc., etc., n'ont pas eu plus de succès.

M. X. souffre de la nuque et de toute la colonne vertébrale; il n'y a pas un muscle qui ne soit douloureux quand il doit se contracter ; de l'engourdissement se joint à la douleur; la strychnine n'y fait rien.

La seule chose qui le soulage immédiatement dans les accès, c'est un grand sinapisme appliqué sur la poitrine. Les ventouses sèches au dos procurent certain soulagement. Les capillaires cutanés sont quelquefois tellement privés de sang que la peau rougit à peine dans le gobelet au moyen duquel on opère le vide.

M. X... est depuis longtemps sujet à une spermatorrhée sur le compte de laquelle il met, peut-être avec raison, tous les accidents qu'il a jusqu'ici présentés. Ce sont, suivant moi, des pertes asthéniques.

Il connaît, par la lecture de votre traité sur l'hydrothérapie et par une personne de sa famille, les beaux résultats que vous avez obtenus, et il désire ardemment d'être soumis à vos soins. Mais il ne pourrait, actuellement, se mettre en chemin de fer.

Faites-moi l'honneur de me dire, le plus tôt possible, à quels moyens hydrothérapiques, ou autres, il faudrait recourir actuellement. Nous avons épuisé, sans succès, tout ce qui est recommandé en pareille situation. On a même essayé le nitrate d'argent, l'homœopathie. Rien, toujours rien. Je suis sur les dents. M. X... est mon ami, je suis en permanence à son chevet. Il ne peut sortir de son lit que de cinq à huit heures du soir ; il paraît alors ne rien lui manquer du tout, il parle beaucoup, crie, se fâche sans reproduire les accès.

Mais il ne peut se livrer à la moindre locomotion sans que la gêne de respiration en soit poussée fort loin, et sans que les douleurs sternalgiques dont j'ai parlé ne se montrent à l'instant.

Aussi M. X... ne pourrait-il songer à se rendre chez vous sans s'y faire transporter dans un wagon-lit, mais ce moyen de transport lui-même ne peut aller que jusqu'à Paris et ne serait pas admis à circuler sur le chemin de fer de l'Est pour aller jusqu'à Villiers-sur-Marne.

Nous sommes fort embarrassés pour organiser un moyen de transport jusqu'à votre établissement, et je viens vous demander quel serait, suivant vous, le moyen de parvenir chez vous en arrangeant les choses de manière à changer de voiture le moins possible, etc.

Veuillez, Monsieur et honoré confrère, agréer, etc.

HENROZ.

Pendant trois mois encore, l'état du malade présenta une telle gravité que le déplacement fut considéré comme impossible, et ce n'est que le 20 août que M. X. put enfin être transporté à Plessis-Lalande, où il arriva escorté de son frère, du docteur Henroz et d'un valet de chambre.

Son aspect est celui d'un moribond ; il ne peut ni se mouvoir, ni parler ; l'on a toutes les peines du monde à l'enlever de la voiture qui l'a amené pour le porter au lit; son valet de chambre ne le quitte pas un instant, de nuit comme de jour. Voici d'ailleurs les renseignements qui sont recueillis.

OBS. III. — *Dyspepsie, anémie, spermatorrhée. — Accès irrégulièrement intermittents caractérisés par des douleurs vives et les troubles les plus graves de la respiration, de la circulation, de la sensibilité et de la motricité. — Diagnostic incertain : angine de poitrine? névrose du pneumo-gastrique? névrose de certains plexus trisplanchniques? irritation spinale? résistance absolue de la maladie à tous les agents de la thérapeutique médicamenteuse. — Traitement hydrothérapique ; douches générales et partielles; révulsives ou sédatives; douches filiformes.— Cautérisation ponctuée. — Guérison complète.*

M. X... a eu des convulsions pendant le travail de la première dentition, mais il a échappé aux maladies ordinaires de l'enfance : rougeole, scarlatine, coqueluche. A l'âge de dix-huit ans, il a été atteint d'une pleurésie du côté gauche qui a été dépourvue de toute complication, et qui s'est rapidement terminée par résolution.

De vingt à trente-quatre ans, M. X... a beaucoup voyagé à pied, à cheval, en chemin de fer, en poste, etc. ; il a par conséquent été continuellement exposé aux intempéries atmosphériques ; cependant il n'a contracté ni rhumatisme, ni névralgie, ni angine, ni aucune espèce de phlegmasie ou de maladie quelconque. Ses repas ont été souvent irréguliers et même insuffisants, et ces irrégularités dans le régime ont amené dans les fonctions digestives des troubles dont nous parlerons tout à l'heure. Il n'a jamais commis d'excès alcooliques, vénériens, ou de toute autre sorte, *mais il a fumé démesurément, et jusqu'à vingt cigares par jour.*

Depuis une époque qu'il ne peut préciser, tant elle est ancienne, M. X... est gastralgique, dyspeptique, boulimique, etc. L'appétit est irrégulier, capricieux ; la sensation plus ou moins légitime de la faim est accompagnée d'un *tiraillement au creux épigastrique*, d'une sensation de *vide stomacal*, qui oblige le malade à manger au plus vite ce qui lui tombe sous la main ; mais dès que des aliments ont été ingérés, l'estomac se distend, il survient des éructations, du pyrosis, parfois des douleurs intestinales et de la diarrhée.

Les troubles digestifs ne tardèrent pas à être accompagnés de pollutions nocturnes d'abord, puis nocturnes et diurnes, lesquelles finirent par se transformer en spermatorrhée.

En 1857, M. X... fut pris tout à coup de violentes céphalalgies ; il lui semblait qu'*une calotte de fer* lui étreignait la tête tout entière ; ces douleurs étaient continues, mais elles présentaient de fréquentes exacerbations accompagnées d'éblouissements ; l'activité et même la lucidité (?) de l'intelligence étaient fortement ébranlées ; le malade ne pouvait ni lire, ni écrire, ni se livrer à aucune occupation intellectuelle ; il était d'une faiblesse extrême. Le docteur Guislain, de Gand, prescrivit de l'assa-fœtida, de la morphine, et toutes sortes d'antispasmodiques, mais ce ne fut qu'au bout d'un mois que les accidents disparurent spontanément. Les bains de mer n'avaient fait que les exaspérer.

En 1859, survint une pharyngite granuleuse très-prononcée ; le malade éprouvait, à des intervalles plus ou moins éloignés, une sensation de constriction à la gorge telle « que si elle s'était prolongée au delà d'une minute elle aurait amené une suffocation complète ». Le malade cessa de fumer, et une saison passée au Mont-Dore amena la guérison.

En 1861, en l'absence de toute cause appréciable, M. X... fut pris de douleurs uréthrales extrêmement vives, indépendantes de la miction, sans modification dans les caractères physiques et chimiques de l'urine. Ces douleurs se manifestaient par accès irréguliers, dont la durée variait de une à douze heures ; elles furent considérées comme de nature névralgique et traitées par le sulfate de quinine, les bains de tilleul, etc.

En 1862, des douleurs erratiques, qui, depuis plusieurs années déjà, se faisaient sentir dans les bras et les épaules, deviennent plus intenses et plus fréquentes ; mais on ne leur oppose aucun traitement.

En janvier 1866, M. X. fit une fièvre typhoïde dont la durée fut de deux mois et demi ; l'adynamie en fut le caractère dominant, car les symptômes ne se montrèrent très-intenses ni du côté de l'encéphale, ni du côté de la poitrine, ni même du côté du ventre. La convalescence fut longue, et incessamment retardée par des troubles dyspeptiques, par des alternances de diarrhée et de constipation, par la spermatorrhée, en un mot, par la présence des phénomènes morbides antérieurs que nous avons indiqués.

En janvier 1867, un soir, en jouant au billard, en l'absence de tout prodrôme, de toute cause physique, intellectuelle ou morale, M. X... est pris subitement d'un enrouement et d'une oppression très-vive ; il se rend dans sa chambre, mais alors il éprouve sur le côté droit du cou, au niveau du larynx et de la trachée artère, une douleur accompagnée d'une sensation de constriction ; la respiration devient sifflante, la suffocation imminente, la parole difficile ; la douleur se répand sur toute la région sternale, le visage pâlit, la vue se trouble, le pouls tombe à 20 pulsations par minute ; la douleur du cou devient lancinante, et le malade tombe dans un état semi-syncopal.

Cet accès, qui inspire une vive terreur à tous les assistants, se prolonge pendant cinq minutes et cesse alors spontanément. Une application de sangsues est faite néanmoins sur le cou ; le malade perd beaucoup de sang, tombe dans une prostration extrême et s'endort enfin.

Le lendemain, nouvel accès ; le surlendemain, quatre accès ont lieu, et depuis ce moment la maladie suit une marche progressive. Les accès quotidiens deviennent chaque jour plus fréquents et plus violents.

Le début est toujours imprévu, subit, sans prodrôme ; il éclate dans les circonstances les plus diverses. Une douleur très-vive se fait sentir à la partie moyenne du cou, du côté droit, et s'irradie bientôt sur le point correspondant du cou, du côté gauche, vers la nuque, vers les nerfs dentaires, autour des yeux et dans la profondeur des orbites, dans les membres supérieurs — tous deux ou indifféremment l'un ou l'autre — *dans toute l'étendue de la colonne vertébrale* et, enfin, dans les pieds, mais surout le long du bord interne de la plante du pied, et entre le gros orteil et l'orteil voisin.

Ces douleurs sont accompagnées des troubles respiratoires, circulatoires et généraux que nous avons indiqués.

Au bout de trois à quatre mois, la motricité et la sensibilité s'altèrent; pendant les accès se manifestent, en divers points du corps, des anesthésies ou des hyperesthésies partielles plus ou moins étendues et plus ou moins prononcées; des convulsions cloniques ou toniques, des contractures dans les membres supérieurs ou inférieurs, mais jamais de paralysie véritable du mouvement.

Jamais de vomissements, mais parfois toux et expectoration de mucosités, de crachats striés de sang ; sueurs abondantes.

Après l'accès, le malade tombe dans un état de prostration complète; les médecins, après avoir souvent redouté la mort au moment des accidents, ont maintes fois craint que cette prostration ne se terminât d'une manière funeste.

Au début de la maladie, l'on crut constater une espèce de périodicité : un jour bon et un jour mauvais; le sulfate de quinine fut administré, mais sans succès, et bientôt d'ailleurs toute trace d'intermittence régulière disparut.

Au bout de peu de temps la faiblesse générale est telle que M. X... ne peut plus quitter son lit, dans lequel il est, en outre, condamné à une immobilité absolue, le moindre mouvement ramenant la douleur du cou, l'angoisse respiratoire et tout le cortége des phénomènes morbides qui constituent l'accès.

Les médecins appelés successivement à donner des soins à M. X... se demandèrent tous quel devait être le *traitement rationnel scientifique*, de cette singulière et grave affection; mais le diagnostic anatomique leur faisant défaut, — l'examen le plus attentif ne permettant pas de découvrir la moindre lésion organique, — ils durent se résigner à faire sinon de l'empirisme, du moins de la *médecine de symptômes*, en désignant la maladie qui sous le nom d'angine de poitrine, qui sous celui de névrose du nerf pneumo-gastrique, de névrose de certains plexus du nerf grand sympathique, d'irritation spinale. etc.

Tous les antispasmodiques furent successivement essayés par le docteur Henroz : musc, — valériane, — assa fœtida, — valérianate de zinc, — valérianate de quinine, — castoréum, — sulfate d'atropine, etc.

Le docteur Niemeyer, appelé de Berlin, prescrivit le nitrate d'argent à l'intérieur.

Le docteur Spring, de Liége, pratiqua des injections hypodermiques d'atropine, de strychnine.

Les opiacés, l'arséniate de soude, les sinapismes, les vésicatoires, les ventouses sèches, et cent autres moyens dont le malade ne se souvient plus, ont encore été essayés.

Tout demeura inefficace, et c'est alors que fut invoqué le secours de l'hydrothérapie.

Ainsi que nous l'avons dit, ce ne fut qu'avec les plus grandes difficultés, et au milieu des plus vives inquiétudes, que M. X... put être transporté de Belgique à Plessis-Lalande, où son admission ne fut acceptée qu'avec regret par la majorité des pensionnaires, lesquels redoutent toujours la vue d'un homme beaucoup plus malade qu'eux et paraissant condamné à une mort prochaine.

L'aspect du malade est, en effet, fort alarmant : amaigrissement extrême; prostration telle que la station debout est absolument impossible, M. X... s'affaissant sur lui-même aussitôt qu'on cesse de le soutenir par les deux épaules ; la face est profondément altérée et exprime la souffrance ; le yeux sont caves et cernés ; la peau est sèche l'anémie, l'anorexie, la dyspepsie, la spermatorrhée sont à leur summum d'intensité. Les nuits sont sans sommeil et troublées par une perpétuelle agitation.

Le malade est pour ainsi dire assis dans son lit, le moindre mouvement provoquant le début de l'un des accès que nous avons décrits.

Le pouls est petit, dépressible et ne bat que 40 à 45 fois par minute ; en dehors des accès la respiration est libre.

L'examen le plus attentif ne fait découvrir aucune lésion organique appréciable. Le cœur, ainsi que l'a constaté, avec moi, Auburtin, ne présente que des troubles fonctionnels : battements faibles, lents, présentant quelques intermittences, quelques irrégularités. Rien dans le péricarde, les poumons, les plèvres, les organes abdominaux.

En dehors des accès il n'existe aucun trouble appréciable de la sensibilité et des mouvements ; cependant lorsque l'on exerce une pression énergique sur le trajet de la colonne vertébrale, au niveau des apophyses épineuses et des masses latérales, le malade accuse parfois une douleur plus ou moins vive, surtout dans la région cervicale. L'épreuve par l'éponge trempée dans de l'eau chaude ne donne pas de résultats positifs.

Les urines sont pâles ; peu chargées de sels et d'urée ; elles ne contiennent ni albumine ni glycose.

Mon embarras pour *poser le diagnostic* n'a pas été moins grand que celui de mes confrères; cependant, en tenant compte de certains phénomènes morbides, il m'a semblé que M. X... présentait la plupart des symptômes qui ont été assignés à une maladie dont on a cessé de s'occuper en France, mais que les médecins de l'Angleterre et du nord de l'Europe continuent à considérer comme très-fréquente; je veux parler de *l'irritation spinale* (1).

Quelles indications thérapeutiques immédiates pouvait-on déduire de cette hypothèse? N'était-il pas urgent de courir, avant tout, au plus pressé, c'est-à dire d'essayer de combattre les manifestations morbides par une médication spécialement dirigée contre les symptômes? L'hydrothérapie, à défaut de la thérapeutique médicamenteuse dont l'inefficacité absolue avait été surabondamment constatée, pourrait-elle me fournir cette médication?

Je pensai, mon cher Pidoux, que les *médications hydrothérapiques*, *révulsive et sédative*, méthodiquement combinées et alternées, seraient les agents les plus rationnels et les plus probablement efficaces auxquels je puisse m'adresser, et je m'engageai résolûment dans cette voie.

Après quinze mois d'un traitement dont je vais résumer les diverses phases, M. X... a quitté Plessis-Lalande, le 5 novembre 1868, dans un état de santé parfait: coloré, gras, dispos, actif. De-

(1) Voyez le *Compendium*, T. VI, pag. 95.

puis cette époque, à deux reprises différentes, M. X... est venu passer quelques semaines à Plessis (du 29 décembre 1868 au 29 janvier 1869 et du 10 avril 1869 au 10 juin), mais il y a été amené par un excès de précaution et par la reconnaissance envers l'hydrothérapie, car sa guérison ne s'est pas démentie, et a résisté aux fatigues de fréquents déplacements et de la chasse, et aux influences d'une vie mondaine.

Pendant le premier mois le traitement a présenté de nombreuses et sérieuses difficultés. Le malade ne pouvant rester debout pendant les quelques minutes nécessaires à l'application d'un drap mouillé et tordu, il a fallu, sans le mouvoir et en le laissant étendu dans son lit, pratiquer des *frictions et des lotions partielles*. Ces opérations, très-courtes et très-incomplètes, provoquèrent d'abord de la suffocation et des contractions fibrillaires dans les muscles mis en contact avec le corps froid. Au bout de quelques jours. toutefois, ces phénomènes disparurent, et dès lors les applications froides furent acceptées avec plaisir et suivies d'une sensation de bien-être général.

Bientôt M. X... put supporter le *drap mouillé*, et les accès ne tardèrent pas à devenir moins fréquents et moins violents. Ils furent alors combattus avec succès par des *sinapismes* appliqués sur la poitrine, et par des *inspirations légères de chloroforme* n'étant jamais poussées jusqu'à l'anesthésie complète.

L'administration des douches exigea beaucoup de précautions et de prudence ; porté dans la salle hydrothérapique, et assis sur un tabouret, M. X... ne reçut d'abord que des *douches générales en eventail* dont la durée ne dépassait pas *une seconde.* Ce ne fut que très-graduellement que cette durée put être portée à 15 ou 20 secondes.

L'effet des douches fut excellent ; l'appétit se manifesta, les digestions devinrent faciles, les forces augmentèrent, et bientôt le malade put se tenir debout pendant quelques minutes sans douleurs et sans accès.

Vers le quatrième mois, les troubles de la mobilité et de la sensibilité disparurent pour ne plus se montrer que dans les accès accidentellement violents.

Depuis ce moment, l'amélioration suivit une marche régulièrement progressive. Les désordres de la circulation disparurent graduellement, et les accès, presque exclusivement nocturnes, ne furent plus caractérisés que par des douleurs plus ou moins vives et une gêne plus ou moins considérable de la respiration.

Les *bains de siége*, tantôt à *eau courante*, tantôt à *eau dormante*, firent justice de la spermatorrhée, et les organes génitaux, frappés depuis longtemps d'une impuissance absolue, ne tardèrent pas à se réveiller.

Vers le dixième mois, M. X. pouvait être considéré comme guéri ; cependant il se plaignait d'éprouver encore parfois les douleurs que nous avons décrites, et la pression exercée sur le trajet de la colonne vertébrale continuait à être douloureuse. Les *douches filiformes*, et plus tard la *cautérisation ponctuée*, firent justice des derniers vestiges d'une maladie qui avait fini par mettre la vie du malade en péril imminent, après avoir résisté à toutes les ressources de la thérapeutique médicamenteuse.

Vous me demanderez peut-être, mon cher Pidoux, comment j'explique cette remarquable guérison.

Je ne l'explique pas; je la constate.

Cependant, si l'on considère combien nous savons encore peu de chose touchant la physiologie du système nerveux, les fonctions de l'appareil trisplanchnique et des nerfs vaso-moteurs ; si l'on tient compte des recherches si curieuses que vient de publier le docteur Uspensky sur les effets de la respiration artificielle sur les actions réflexes (1) et les effets déterminés, par ces actions, sur les grandes fonctions de l'économie, l'on est amené à penser que c'est en s'engageant dans cette voie que l'on parviendra à établir un rapport direct et exact entre les actions physiologiques et les actions curatives du modificateur.

Le temps n'est plus, d'ailleurs, où l'on pouvait sans vergogne dire aux physiologistes et aux cliniciens :

« Nous serions fort embarrassés de dire par « quelles voies intimes agissent les révulsifs ; les « explications des pathologistes n'ont point éclairé « la question, et nous avouons avec franchise

(1) *Mouvement médical*, n° du 15 août 1869

« que vainement nous avons cherché l'explica-« tion des phénomènes de transposition. C'est un « fait que l'on peut constater, mais c'est un fait « aussi parfaitement inexplicable que la plupart « des autres actes organiques intimes (1). »

Quoi qu'il en soit, et toutes réserves faites en ce qui concerne les révélations que nous promet l'avenir, vous ne contesterez pas du moins, mon cher Pidoux, qu'une médication qui donne de pareils résultats avait bien le droit de figurer dans votre *Traité de thérapeutique*, ne fût-ce qu'entre « *l'urtication et la sinapisation.* »

Je termine ce premier paragraphe par une *Observation* qui est fort longue, mon cher ami, mais je vous adjure, néanmoins, de la lire avec la plus scrupuleuse attention, car elle est fertile en enseignements d'une haute valeur.

Obs. IV. — Madame la baronne S... est âgée de 34 ans ; son père est mort à 40 ans d'une méningite, et sa mère à 48 ans d'une affection organique du cœur. Elle a été fille unique.

A 12 ans, fièvre typhoïde dont la durée a été de 30 jours et dont la convalescence fut longue : 5 mois.

La menstruation s'est établie facilement à 13 ans, et a toujours été régulière depuis. Pas de chlorose ni de chorée.

Mariage à 17 ans ; au bout d'un an, accouchement facile, après une grossesse normale, dépourvue de tout accident.

(1) *Traité de thérapeutique et de matière médicale*, t. I, p. 489.

A 20 ans, madame S... eut la rougeole ; l'éruption fut régulière, mais la bronchite s'est prolongée pendant plusieurs semaines, et depuis cette époque la malade a eu des *rhumes* fréquents, accompagnés de douleurs thoraciques, d'oppression, de mouvements fébriles intenses, d'amaigrissement. Parfois aussi se sont manifestés, dans la région hépatique, des douleurs accompagnées d'un léger ictère.

Vers 1855, madame S... a été prise de douleurs lancinantes dans les genoux ; lesquelles, en l'absence de toute rougeur, de tout gonflement des articulations, se reproduisaient périodiquement tous les jours vers 6 heures du soir, duraient 3 ou 4 heures, et étaient accompagnés de frisson d'abord, et ensuite de chaleur et de sueur. Le docteur Vring prescrivit successivement du sulfate de quinine, de l'extrait de trèfle d'eau, des préparations de colchique, etc., le tout sans succès. Un jour ces douleurs disparurent et furent remplacées par des douleurs thoraciques et hépatiques. Vers cette même époque les règles se supprimèrent pendant plusieurs mois, au bout desquels il survint une métrorrhagie sans apparence de fausse couche.

En 1856, madame S... se rendit aux eaux de Vichy, où elle prit successivement de l'eau de la Grande-Grille, de l'Hopital et des Célestins. Le docteur Alquié diagnostiqua une hypertrophie du foie et une affection du cœur ; et lorsque madame S... quitta Vichy, il lui remit la consultation suivante :

« Après le traitement thermal qu'elle termine en ce moment à Vichy, madame S... devra, pendant six semaines ou deux mois, s'abstenir de toute médication. Un régime doux, composé d'aliments de digestion facile, deux ou trois bains de propreté de très-courte durée, un exercice modéré, n'allant jamais jusqu'à la fatigue. Des distractions agréables, tels sont les moyens bien simples que comportera sa santé. Il est bien entendu que le ventre sera tenu libre, soit par des lavements émollients s'il y a lieu, soit par de légers laxatifs.

« Dans deux mois, *s'il n'y a pas de contre indication*, madame S... se mettra, pendant vingt jours, à l'usage de l'eau de Vichy (Grande-Grille). Elle en boira deux verres, à jeun, et un verre avant le repas du soir. Pendant ces vingt jours, elle prendra un bain alcalin, de deux jours l'un. Huit ou dix bains en tout. Quelques semaines de repos suivront ce traitement en quelque sorte supplémentaire.

« Les moyens que nous venons d'indiquer ne seront pas les seuls que nécessitera la santé de madame S.... L'état de la circulation et de la respiration commanderont chez elle *une incessante surveillance.* Elle devra s'abstenir de longues courses; avoir soin de ne monter que lentement les escaliers, n'assister que *rarement à de nombreuses réunions*, habiter une chambre spacieuse largement aérée.

« Les fonctions gastro-intestinales devront être maintenues dans les conditions les plus normales. Non-seulement l'alimentation devra se composer de substances faciles à digérer, mais il faudra encore choisir celles qui ne distendent pas trop l'estomac. Il faudra aussi prévenir la constipation et, de temps en temps, administrer des purgatifs.

« Les règles rendues plus abondantes par le traitement thermal seront également l'objet de l'attention de madame S.... *En faciliter l'arrivée et en favoriser l'écoulement :* voilà à quoi il faudra s'attacher. Si cet écoulement est incomplet, insuffisant, il faudra immédiatement appliquer quelques sangsues au siége et faire suivre cette application d'un purgatif.

« Les préparations de digitale ne seront pas négligées, si le cœur se montre trop actif. Diminuer cette action par le régime et des médicaments appropriés; *dégager le foie* par de *légers et fréquents purgatifs* et, s'il y a lieu, par quelques sangsues appliquées au siége; ce sont là deux points importants dans la direction de la santé qui nous occupe. Du reste, la sollicitude éclairée de notre honorable confrère chargé de cette direction nous est un garant que rien ne sera négligé de ce qui pourra être utile.

« ALQUIÉ.

« Vichy, le 10 septembre 1856. »

En 1857, madame S... fut envoyée à Ems.

En 1860, nouvelle grossesse; huit jours avant terme, madame S... fait une chute dans un escalier *et tombe sur les reins;* elle prend le lit et y reste jusqu'au moment de l'accouchement, qui s'opère facilement; mais lorsque, quinze jours après, madame S... veut se lever, elle ne peut rester debout. Elle se recouche et garde le lit pendant trois mois. Dans la journée, et à la condition de ne faire aucun mouvement, elle n'éprouve rien; mais tous les soirs, vers six heures, de violentes douleurs éclatent dans la région lombaire. Ces *crises de reins*, comme les appelle la malade, *affectent la marche qu'avaient présentée, cinq ans auparavant, les douleurs de genoux.* Bientôt les douleurs se propagèrent dans la région hypogastrique; la marche et la station debout devinrent absolument impossibles. La matin, madame S... avait souvent des nausées et vomissait des matières aqueuses et parfois bilieuses.

*Bientôt l'on constata la présence d'une tumeur dans la région lombaire, sur la ligne médiane.* Elle fut considérée comme un abcès; mais, après avoir atteint le volume d'une noix, elle diminua peu à peu et finit par disparaître sans laisser aucune trace appréciable.

Du reste, rien du côté de la miction, de la défécation, de la sensibilité et de la motilité des membres inférieurs.

Une application de sangues fut faite sur l'hypogastre, sans résultat immédiat. Quelques temps après, les accidents se calmèrent et finirent par disparaître complétement.

En 1862, madame S... fait une chute de voiture et tombe sur les fesses ; immédiatement réapparition des douleurs lombaires et hypogastriques, qu'accompagnent, cette fois, une sensation d'engourdissement dans le bras gauche et une vive douleur au niveau du calcanéum du même côté. Peu de temps après survinrent des accès fébriles irréguliers, des engourdissements et un refroidissement notable dans les membres inférieurs, des vomissements répétés plusieurs fois chaque jour. La malade ne pouvait ni se tenir debout, ni même assise ; il lui *semblait « qu'une corde fortement tendue la retenait en arrière. »*

M. le professeur Coutenot, de Besançon, fut consulté (1863). Après avoir prescrit, sans succès, le sulfate de quinine, l'opium et divers antispasmodiques, il pratiqua des injections hypodermiques avec l'atropine, mais elles restèrent sans résultat.

Le docteur Groslambert, appelé en consultation, proposa les préparations de strychine, mais l'on n'en obtint rien.

Pendant quinze mois, le professeur Coutenot prescrivit successivement : *des vésicatoires, des granules d'aconitine, l'alcoolature d'aconit, la bryone, le tartre stibié, le valérianate de quinine, le chloroforme, le calomel, les dragées d'ergot et de fer, la caféine, l'acétate de morphine, le bromure de potassium, l'hydrochlorate de morphine endermiquement, l'alcoolature de belladone, des granules de vératrine, la solution arsénicale de Boudin, la liqueur de Van Swieten*.

*le rob Boyveau Laffecteur, les gouttes roses de Magendie, etc., etc.*

En même temps, des cautères nombreux et profonds étaient appliqués, avec le caustique de Vienne, des deux côtés de la région lombaire, et renouvelés toutes les six semaines.

Cependant la maladie allait en s'aggravant; les engourdissements et le refroidissement envahirent les membres supérieurs; des céphalalgies atroces troublaient l'intelligence et la volonté. Enfin les membres furent pris d'une espèce de tremblement.

*Cependant il n'existait ni convulsions, ni contractures.*

En mai 1864, le professeur Coutenot, à bout de ressources, engagea madame S... à consulter les sommités médicales de Paris, et il rédigea la note suivante, laquelle contient des détails que nous avons omis à dessein, pour éviter les répétitions.

« Madame S... était malade depuis plusieurs années certainement, lorsque j'ai eu l'honneur d'être consulté. Une grande somme d'embonpoint, une suractivité de locomotion, un besoin peut-être trop raisonné de déambulation, un engourdissement fréquent sinon incessant du bras gauche, des douleurs erratiques aux membres inférieurs, brisantes aux articulations carpiennes, fixes aux talons, et enfin une sensibilité localisée à la région lombaire, de date ancienne et de durée constante, ont été les premiers symptômes observés par nous.

« A l'époque de nos premiers soins, madame S... se plaignait d'état bilieux qui prit bientôt un caractère aigu de flux biliaire : vomissements journaliers, selles spontanées ou provoquées, toujours de nature uniquement biliaire, inappétence, puis résolution des forces et enfin état fébrile. Accès quotidiens de réfrigénération avec vastes congestions sanguines, sur les deux hypochondres, sur les reins, sur l'hypogastre, quelquefois même sur la poitrine; nécessité des saignées locales, des dérivatifs cutanés, des antipériodiques nerveux de toute nature. Aucun résultat pendant deux mois, l'inappétence augmente, la nutrition est impossible, la station verticale ne l'est pas moins. Les pieds s'engourdissent, les membres inférieurs en totalité manquent de calorification régulière. La suractivité hépatique est à son comble, malgré les évacuations provoquées sans cesse. Cette prédominance de la fonction du foie aurait pu faire penser à une maladie propre à cet organe, mais outre que son volume n'était point changé, il présentait cette particularité de son dégagement de la scène générale lorsque les reins, le poumon, les lombes, et même une fois la tête, subissaient l'hypérémie sanguine sous forme d'accès que nous avons signalée plus haut; on remarquait aussi l'absence constante d'un symptôme propre aux affections du foie, avec persistance de la bile, je veux parler de la jaunisse.

« Les reins, et plus particulièrement le droit, ont eu pendant l'hiver, mais plus rarement maintenant, leur part de la maladie, et cette participation, je la crois ancienne, datant de l'origine de la maladie, et devenant caractère essentiel de sa nature. Les urines, émises avec dysurie, offrent constamment, quoique irrégulièrement, un dépôt sablonneux d'acide urique et une suracidité que les alcalins intus et extra n'ont qu'à peine neutralisée, et seulement pour un moment.

« La menstruation, un instant suspendue lors des grands transports sanguins sur les viscères du tronc, a été ramenée, puis s'est exagérée au point qu'un traitement préventif et un traitement immédiat ont été dirigés contre l'hémorrhagie, revêtant une forme et une durée insolites, entraînant après elle une anémie et une déperdition de forces préjudiciables à l'ensemble.

« Restent les symptômes les plus persistants et aussi les plus sérieux. Douleurs de nuque vis-à-vis l'articulation atloïdo-acroïdienne, dans la région lombaire vis-à-vis la troisième vertèbre de cette région. Engourdissement quelquefois anesthésique, quelquefois aussi douloureux à la façon des contusions, et fatigues osseuses du membre supérieur gauche, rarement à droite, des deux membres inférieurs, mais inégalement, le gauche plus que le droit, les pieds plus que que les jambes. Décoloration de ces mêmes parties, refrigération quand même, incertitude et faiblesse de locomotion, insensibilité progressive; altération du tact; formication, impossibilité cérébrale de la station verticale, sans vertiges; menaces de lipothymie. Tout ce cortége, masqué en partie dans les premiers mois de cet hiver par les diverses altérations fonctionnelles des viscères, se trouve à découvert et ne laisse pour nous aucun doute sur le siége premier et actuel de l'affection.

« Les enveloppes ou méninges rachidiennes, les stases sanguines si faciles dans le réseau veineux si compliqué du canal vertébral, une participation peut-être de la substance médullaire, au moins dans son élément vasculaire, voilà LE SIÉGE du mal, et je suis porté à considérer tout ce grand appareil des maladies congestives du ventre et de la poitrine comme une dépendance obligée du trouble médulaire vertébral.

« L'origine de cette maladie est ancienne; qui dit cinq années dit peu; les lombes malades, les accès ou crises douloureuses qui se répétaient assez souvent, les vieilles sensations contentives des talons, l'engourdissement du bras, bien d'autres souffrances peu accentuées et qui cependant ont attiré l'attention et ont nécessité quelques moyens à bien des reprises, prouvent l'ancienneté du mal.

« La nature de l'affection est plus difficile à établir, et actuellement notre conviction est facile ; elle puise sa cause et sa source dans un état constitutionnel ancien, je dirai même congénial, que je dirai *goutteux*, et la légitimité de cette opinion ne manque d'aucune raison essentielle, seulement le développement en serait ici trop long et trop magistral.

« Le pronostic en est réservé, mais si nous avons quelque espoir, nous avons aussi toutes sortes de craintes, et nos préoccupations sur le sort de cette malade sont des plus vives.

« COUTENOT.

« Besançon, ce 31 mai 1864. »

Madame S... ne vint à Paris que vers la fin du mois d'octobre, et sur les conseils du professeur Coutenot, elle invoqua les lumières et l'expérience des docteurs Barth et Rayer. Ces praticiens éminents, après examen attentif, rédigèrent la consultation qu'on va lire :

« En méditant très-attentivement les enseignements divers qui nous ont été fournis sur la maladie de madame S..., ce qui frappe tout d'abord l'attention, c'est le grand nombre de symptômes éprouvés successivement par la malade ; c'est la diversité des troubles morbides existant tour à tour ou simultanément ; c'est aussi leur mobilité, la fréquence de leurs déplacements ; c'est enfin, pour les symptômes les plus persistants, leur variation d'intensité et leur exaspération momentanée sous forme d'accès.

« En considérant bien ces accidents si multipliés et si divers, on ne peut les rattacher à une lésion d'un point déterminé de l'économie ; on ne saurait non plus admettre des lésions organiques aussi multiples que les différents désordres fonctionnels, et l'on est conduit naturellement à rattacher ces diverses manifestations à une même cause, et nous les considérons comme les expressions variées d'une diathèse morbide, à savoir : UNE GOUTTE VAGUE, qui s'est portée tour à tour :

« 1° *Sur les articulations*, sous forme de douleurs arthritiques, il y a déjà dix ans ;

« 2° *Sur le système nerveux*, où elle a déterminé des troubles ; — *a*, de la *sensibilité*, sous forme de douleurs à la nuque, à la tête, aux lombes, douleurs contusives dans les membres, — engourdissement, fourmillement, — raideur dans les bras, dans les jambes, altération de la sensibilité, — refroidissement dans la colonne vertébrale, dans les membres inférieurs qui cause l'insomnie ; — *b*, des *sens*, sous forme de fatigue douloureuse dans les yeux et d'illusions visuelles ; et — *c*, du *mouvement*, se traduisant par la faiblesse dans les membres, l'impossibilité de la station et la difficulté de la marche ;

« 3° *Sur les principaux viscères*, en affectant successivement *l'estomac*, sous forme d'inappétence, de difficultés de la digestion et de la nutrition ; *le foie*, sous forme de douleurs dans le flanc droit avec vomissements et flux de bile sans jaunisse ; *les reins*, sous forme de crises, de douleurs avec émission souvent douloureuse de l'urine, dépôts poudreux d'acide urique dans ce liquide ; *le cœur*, sous forme d'anxiétés pénibles avec propension aux défaillances ; *l'utérus*, sous forme de congestions sanguines avec règles excessives ;

« Perturbations fonctionnelles dont la persistance, l'intensité et les fréquents retours ont donné lieu à l'anémie et à l'épuisement des forces.

« *Nulle autre cause qu'une diathèse goutteuse ne*

*rend aussi bien compte de la réunion ou de la succession de tant de troubles divers ; et cette diathèse nous paraît démontrée par les douleurs articulaires qui ont été les premiers symptômes et par les dépôts d'acide urique dans l'urine.* Madame S... avait un embonpoint excessif, circonstance fréquente dans la goutte, et son père a eu la gravelle, maladie qui est fréquemment une des manifestations du principe goutteux.

« En résumé, la maladie de madame S... présente, à notre avis, les caractères des maladies diathésiques, n'épargnant presqu'aucun des organes importants du corps, et, pour nous, les troubles du système nerveux, ceux des fonctions de l'estomac et du foie, les douleurs arthritiques, les douleurs pectorales et cardiaques, etc., sont l'effet d'une diathèse goutteuse héréditaire.

« D'après ces considérations, nous pensons que le traitement doit avoir pour but : 1° de modifier la disposition générale aux accidents de la goutte ; 2° de combattre son action sur le système nerveux, et nous conseillons pour le moment les moyens qui suivent :

« Boire dans le courant de la journée trois tasses de décoction de Gayac.

« Ajouter à chaque tasse deux cuillerées à café de sirop de silicate et de benzoate de soude.

« Le matin à jeun, boire un verre d'eau de Vichy (source des Célestins), puis un second verre, une heure après. Si, au bout de quelques jours, cette eau était mal supportée, on la remplacerait par l'eau de Vittel.

« Tous les huit, dix ou quinze jours au plus tard, prendre un purgatif, tantôt quatre ou six pillules de Lartigue, tantôt une cuillerée à bouche de magnésie délayée dans la valeur d'un verre d'eau, avec addition du jus d'un demi-citron.

« Matin et soir faire pratiquer sur le corps des frictions sèches avec un morceau de molleton de laine, pendant cinq à huit minutes.

« Prendre deux fois par semaine un bain médicinal composé avec 60 grammes de su.fure de potasse et 125 grammes de carbonate de soude.

« Continuer les applications de petits moxas, sous forme de boutons de feu, appliqués au nombre de quatre à six de chaque côté de la colonne vertébrale, à quinze jours ou trois semaines d'intervalle, d'abord à la région cervicale, puis à la région dorsale, enfin à la région lombaire.

« Porter de la flanelle sur la peau ; se nourrir d'aliments choisis, de facile digestion ; éviter les corps gras ; boire un peu de bon vin de Bordeaux coupé avec de l'eau de Bussang.

« Faire un exercice doux, proportionné aux forces.

« Il est bien entendu que la médication sera soumise et confiée au médecin qui donne à madame S... ses soins habituels, et qui voudra bien la diriger et la modifier selon les indications du moment.

« Délibéré en consultation, à Paris, le 25 octobre 1864.

« *Signé :* BARTH, — RAYER. »

Madame S..., peu confiante dans un traitement qui avait le tort de ressembler beaucoup trop à tous ceux qu'elle avait déjà subis sans en éprouver le moindre soulagement, voulut consulter d'autres médecins encore, et elle s'adressa aux docteurs Pidoux et Abeille. Ces éminents confrères restèrent dans une grande réserve quant au diagnostic, et ne firent que tourner dans le cercle thérapeutique déjà parcouru depuis deux années.

Le traitement indiqué par Barth et Rayer fut religieusement suivi pendant neuf mois, mais il ne produisit aucune modification appréciable dans la nature et la marche des accidents ; la maladie allait croissant, et c'est en désespoir de cause qu'au mois de juillet 1865, le professeur Coutenot m'adressa la malade à Mondorf, considérant l'hydrothérapie comme une ressource ultime qu'il n'était point permis de négliger.

Madame S... me fut présentée par son mari comme atteinte d'une *paraplégie complète*, résultant d'une lésion de la moelle épinière, et pour justifier ce diagnostic, il me montra les nombreuses et profondes cicatrices produites par les cautères placés des deux côtés de la colonne lombaire.

La malade présentait une obésité considérable; elle me déclara ne pas pouvoir se tenir debout; il était à peu près impossible de la mouvoir dans son lit. Elle avait été obligée de se loger fort loin de l'établissement hydrothérapique, et celui-ci ne me fournissait qu'une eau tiède et boueuse, empruntant une odeur vineuse aux barriques avec lesquelles on allait la puiser dans le ruisseau voisin.

Dans ces conditions, mon premier mouvement fut de dire à M. S... que je ne pouvais me charger de sa femme. Le désespoir de la malade, les instances de son mari, me firent ajourner ma décision, et je procédai à un examen que j'avais, tout d'abord, considéré comme inutile.

Le résultat de cet examen fut très-singulier, au point de vue des renseignements qui m'avaient été transmis.

Je trouvai le *cœur*, les poumons, le *foie*, l'estomac, les intestins, la rate, les reins, la vessie, exempts de toute lésion appréciable. Des considérations qu'il serait trop long de reproduire ici ne me permirent pas d'admettre l'existence d'une *goutte vague;* enfin, une exploration attentive me démontra qu'il n'existait pas de *paraplégie,* mais bien une *hémiplégie gauche,* avec perte du mouvement et de la sensibilité très-prononcée dans la face, les membres supérieurs et le torse, mais atteignant son maximum dans les membres inférieurs.

L'intelligence était absolument intacte ; la parole libre et facile ; l'urine ne contenait ni albumine, ni glycose ; la malade n'avait été soumise à aucune espèce d'intoxication, palustre, plombique ou autre ; la défécation et la miction étaient naturelles ; la malade n'avait jamais éprouvé, en dehors de ses *accès*, d'engourdissements, de fourmillements dans les membres inférieurs. Les chutes auxquelles madame S... attribuait sa maladie avaient pu produire une commotion momentanée des centres nerveux, mais rien n'autorisait à affirmer que ceux-ci étaient le siége d'une lésion déterminée.

*La matrice n'avait jamais été examinée*, et ce ne fut qu'avec peine, sous la pression d'une condition *sine qua non* et des instances de son mari, que madame S.... se décida à subir cette exploration.

Je trouvai une *hypéresthésie utéro-vulvaire très-prononcée, le col engorgé et dur, la matrice en état d'antéversion ; une sensibilité profonde exagérée dans les régions ovariques.* J'interrogeai la malade au point de vue des fonctions génitales, et d'un ensemble de phénomènes organiques et fonctionnels qu'il est inutile de détailler, je crus pouvoir prononcer, sans crainte de me tromper, le mot d'HYSTÉRICISME.

La malade et le mari se récrièrent vivement, mais je déclarai que j'allais entreprendre le traitement hydrothérapique de Madame S..., je laissai entrevoir la guérison, et dès lors tous pouvoirs me furent concédés.

Dès le lendemain je fis transporter Madame S... dans une chambre de rez-de-chaussée, faisant partie de mon appartement personnel, et attenant aux salles hydrothérapiques, et j'entrepris une cure qui, commencée à Mondorf en juillet 1865, poursuivie à Bruxelles, de novembre 1865 à janvier 1866, à Paris, de janvier à juin 1866, s'est terminée à Plessis-Lalande en septembre 1867, par une guérison qui se place au rang des plus beaux succès que m'a fournis l'hydrothérapie depuis vingt-cinq ans.

Au bout de quelques jours d'observation suivie, je constatai avec surprise la manifestation intermittente, et parfois périodique, d'*accès* présentant tous les caractères des accès hystériques : douleurs hypogastriques et vulvaires très-vives, sensations de strangulation, projection du bassin, convulsions toniques et cloniques, contractures ou jactitation, sensations de fourmillements, d'engourdissements, vertiges, délire, dyspnée, contractions du cœur énergiques (palpitations) irrégulières, intermittentes, etc.

Ces *accès*, qui n'avaient jamais été indiqués, furent combattus, à toutes heures de jour et de nuit, par des *douches méthodiques antipériodiques*, et six semaines de traitement en firent définitivement justice.

Il m'est impossible de suivre ici chronologiquement tous les détails d'un traitement qui, pendant deux années, a mis en œuvre successivement, alternativement, combinés de cent manières différentes, tous les agents hydrothérapiques : *applications de draps mouillés, de compresses sédatives ou excitantes, bains de siége à eau dormante et à eau courante, douches de toutes sortes* ! Je dirai seulement, qu'au mois de novembre Madame S... marchait en s'appuyant sur le bras de sa domestique, et qu'elle fit facilement le voyage de Mondorf à Bruxelles. Dans cette ville, de novembre 1865 à janvier 1866, la paralysie du mouvement disparut à peu près complétement, l'état général s'améliora, l'obésité disparut en grande partie.

En mars 1866, la famille de Madame S..., trouvant que le traitement se prolongeait beaucoup, réclama une consultation, et mes honorables confrères et amis Arnal et Vernois furent appelés. Voici la note qui fut rédigée par ces habiles praticiens; malgré de nombreuses répétitions, je la reproduis intégralement, parce qu'il importe, mon cher Pidoux, de mettre sous vos yeux toutes les pièces de cette importante observation.

Le 7 mars 1867, les médecins soussignés, se sont réunis en consultation, auprès de madame S...

Avant d'exposer la situation dans laquelle ils l'ont trouvée, il convient de rappeler le début et la marche de l'affection dont elle est atteinte, tels qu'ils leur ont été racontés par madame S...

Madame S... est née de parents bien constitués, chez lesquels on n'a noté aucune maladie de nature héréditaire; pendant sa jeunesse, elle a joui d'une santé bonne et régulière. Seulement, les époques menstruelles étaient souvent accompagnées de vives douleurs et de troubles nerveux. Quelques années après son mariage, à l'âge de 20 ou 22 ans, madame S... eut la rougeole, qui la retint environ trois semaines au lit. Elle s'en rétablit parfaitement et ne conserva, comme maladie, que des règles difficiles. Elle était, malgré cela, forte et colorée. Elle eut deux enfants. Jamais, soit avant, soit depuis son mariage, elle n'a eu de boutons à la peau, de glandes engorgées nulle part — n'a jamais perdu ses cheveux — à aucune époque elle n'a eu de douleurs ou de gonflements, dans les petites articulations des doigts des mains ou des pieds. Elle ne connaît aucun parent proche qui soit goutteux. Quelquefois les urines contenaient des dépôts d'acide urique, mais non pas d'une manière permanente. Toutes ses fonctions s'exécutaient bien.

C'est au mois d'octobre 1863 que madame S... fait remonter le début de sa maladie. Elle commença, dit-elle, par une espèce de fièvre bilieuse, avec vomissements et diarrhée, mais sans jaunisse. Peu après et successivement apparurent des accidents congestifs vers la tête, la poitrine, le cœur, les reins, l'utérus. Il se déclara presque tous les jours des crises douloureuses avec une série de symptômes nerveux, imitant parfaitement les signes variés et bizarres de l'hystérie. Ces signes étaient plus accentués à l'époque des règles.

Mais l'accident le plus grave, et qui remonte aux derniers mois de 1863, c'est une paralysie, une hémiplégie de tout le côté gauche du corps, — complète pour la sensibilité, incomplète mais grave cependant pour le mouvement, puisque la malade passa près de deux années dans son lit sans pouvoir se tenir de bout. Ces accidents ne s'accompagnèrent jamais de vertiges, de vomissements, d'altération de l'intelligence, ni d'amaigrissement, mais de douleurs le long de la colonne vertébrale, et près des vertèbres cervicales surtout. Les sens de l'ouïe et de la vue, à gauche, s'étaient affaiblis.

Le docteur Coutenot, de Besançon, donna à madame S... les soins que réclamait son état. Il couvrit la colonne de nombreux cautères, et donna intérieurement de l'iodure de potassium et des médications énergiques, mais le mal persistait.

En mai 1864, le médecin de Besançon rédigea une consultation, dans laquelle il déclara la malade atteinte *d'une myélite vertebrale*, et porta un pronostic des plus fâcheux. En octobre 1864, une nouvelle consultation fut donnée à madame S... par MM. Rayer et Barth.

L'état de la malade était celui que nous avons indiqué plus haut. Ces honorables confrères pensèrent que la malade était sous l'influence d'une diathèse morbide spéciale, et d'une *goutte vague* qui attaquait successivement chacun de ses organes. Un traitement antigoutteux fut prescrit et administré, mais sans succès. Au mois de juillet 1865, madame S... était toujours paralysée, et elle fut adressée à M. le docteur Fleury, aux bains de Mondorf, comme atteinte de paraplégie très-grave. M. le docteur Fleury, après examen de la malade, ne partagea pas les avis des médecins précédemment consultés. Il s'arrêta à la pensée d'une hémiplégie gauche de nature hystérique; hypothèse qui pouvait expliquer parfaitement tous les symptômes observés, et soumit madame S. . à un traitement hydrothérapique énergique et suivi. Tous les accidents s'amendèrent à vue d'œil. Et madame S... est venue à Paris depuis quelque temps pour achever sa guérison.

Voici l'état que nous avons constaté :

Madame S... est âgée de 30 à 34 ans, d'une constitution et d'une santé bonnes en apparence ; teint coloré, cheveux noirs et abondants. Intelligence développée, mémoire parfaite. Elle est paralysée incomplétement du mouvement dans tout le côté gauche, et complétement de la sensibilité. En effet, madame S... marche seule et d'une manière assez ferme : elle a besoin d'un appui léger pour descendre un escalier ou pour faire une longue promenade. Sa main gauche exécute tous les mouvements, mais la force musculaire est affaiblie. Il n'y a pas d'atrophie musculaire apparente ni au bras, ni à la jambe gauches. Quant à la sensibilité, elle est tout à fait éteinte. On peut pincer, piquer la peau, sans que la malade en manifeste la conscience. La main gauche a perdu la faculté de reconnaître la forme des objets. Les sens de l'ouïe, de la vue, sont affaiblis, sans que la pupille gauche diffère de la droite; toutes deux sont normalement dilatées. La langue n'offre pas de déviation latérale quand elle se projette en avant. La déglutition se fait bien. — Il existe encore quelques douleurs vagues le long du rachis, mais très-supportables. Les mains de madame S... ont été examinées avec soin : leurs articulations ne sont ni gonflées ni douloureuses; on n'y voit aucune trace d'accès goutteux anciens ou récents. Le cœur ausculté ne laisse percevoir aucun trouble : toutes les autres fonctions s'exécutent avec régularité. Madame S... conserve seulement une impressionnabilité vive, et à chaque retour des règles, elle a encore des troubles nerveux, de la nature de ceux que nous avons indiqués plus haut.

Que l'on compare maintenant cet inventaire de sa santé actuelle avec celui qui a été tracé en avril 1864 et rappelé en octobre de la même année, et c'est à peine si l'on y reconnaîtra madame S... — Et sous quelle influence s'est opéré ce changement? Sous l'action de l'hydrothérapie, scientifiquement appliquée, sous l'action d'une médication qui aurait du rester impuissante dans le cas d'une réelle méningite vertébrale, comme cause de la paralysie. Ici donc, une fois de plus, devant l'insuccès des remèdes employés au début et administrés d'après des hypothèses erronées, la nature de la médication employée et la guérison en partie obtenue, ont mis en parfaite lumière la nature du mal.

Aussi, les médecins soussignés, sans appuyer ici leur opinion sur tous les arguments qu'on pourrait puiser dans le début, la marche, la forme, le siége, les occasions qui ont présidé au développement de la maladie de madame S..., n'hésitent-ils pas à se rattacher à l'avis exprimé par M. le docteur Fleury dans l'été de 1865, et à reconnaître :

1° Que madame S... a été atteinte, en 1863, d'une hémiplégie gauche, de nature hystérique; que cette affection, méconnue jusqu'en juillet 1865, a résisté à tous les traitements qui ne s'adressaient pas à sa véritable cause;

2° Quelle est encore atteinte aujourd'hui d'une paralysie incomplète du mouvement et d'une paralysie complète du sentiment, du côté gauche du corps;

3° Que cette affection, en voie de guérison, reparaîtrait avec toute sa gravité, si on l'abandonnait à elle-même; et a, au contraire, toute chance de disparaître si l'on continue à la combattre;

4° Que le traitement indiqué est la médication hydrothérapique, à laquelle on doit déjà le retour à la santé presque complet de madame S..., et de plus l'emploi des stimulants de la peau et de l'action musculaire, en tête desquels on doit placer l'essai de l'application des courants électriques intermittents.

Paris, 7 mars 1866.

ARNAL, — VERNOIS.

Le traitement fut continué d'après les mêmes errements, mais les applications électriques restèrent sans aucun effet, du moins en ce qui concerne la paralysie du sentiment.

Dans les premiers jours de juin 1866, madame S... vint à Plessis-Lalande ; l'amélioration de l'état général y fit de rapides progrès, mais les longues promenades déterminaient des douleurs lombaires, et les époques menstruelles étaient encore accompagnées de quelques troubles nerveux.

Je m'attachai à combattre l'anesthésie, et les *douches filiformes* me parurent devoir être efficaces.

Les premières douches, administrées de manière à percer le derme, et à produire un écoulement de sang, ne furent pas perçues par la malade ; ce ne fut qu'après plusieurs semaines que la sensibilité commença à se réveiller, et plus de six mois furent nécessaires pour la rétablir dans toute son intégrité.

Ces nombreuses applications me démontrèrent que les *douches filiformes* sont un précieux instrument de précision, pour déterminer le caractère de la sensibilité physiologique propre à chaque sujet ; pour établir le siége et l'étendue des modifications pathologiques que peut subir cette sensibilité soit en plus (*hyperesthésie*), soit en moins (*anesthésie*); pour mesurer exactement, dans leurs nuances les plus légères, les divers degrés de ces modifications et, enfin, pour combattre avec efficacité les paralysies plus ou moins complètes du sentiment, à la condition, toutefois, qu'elles ne se rattachent pas à une lésion incurable du tissu nerveux.

Comme je l'ai dit, madame S... a quitté Plessis-Lalande le 1er septembre 1867, dans un état de santé des plus satisfaisants, et qui ne s'est pas démenti au moment où j'écris ces lignes.

Avouez, mon cher Pidoux, que je n'ai point failli à ma promesse, et que cette observation est digne de toute l'attention des praticiens.

Elle démontre, une fois de plus, qu'un bon diagnostic est la base de toute thérapeutique rationnelle et efficace.

Elle met en lumière les difficultés, les obscurités, les incertitudes, que présentent certains diagnostics, et qui sont telles, qu'elles divisent parfois les représentants les plus éminents de la science médicale.

Elle prouve que je n'exagère rien, lorsqu'il m'arrive d'appeler l'hydrothérapie une *médication spécifique*, *héroïque*.

Elle apprend aux médecins et aux malades que la patience et la persévérance sont, dans beaucoup de cas, la condition *sine quâ non* de la guérison.

Quant à ce qui vous concerne personnellement, mon cher Pidoux, elle vous convaincra, je l'espère, que si vous avez eu raison de dire que l'hydrothérapie est l'une des plus sérieuses conquêtes médicales du XIXe siècle, vous avez eu tort lorsque, pour en donner une juste idée à vos lecteurs, vous avez copié seize pages du livre de Schedel.

Enfin, j'espère encore, mon cher ami, que grâce à cette observation ainsi qu'à celles qui l'ont précédée et qui vont la suivre, vous voudrez bien, dans la prochaine édition de votre *Traité de thérapeutique et de matière médicale*, accorder plus de dix-huit lignes, non plus au *Traité d'hydrothérapie de* 1856, mais à un certain *Traité thérapeutique et clinique d'hydrothérapie* qui a paru en 1866, et qui, jusqu'à présent, a eu le malheur de rester inconnu de vous.

## § II. DE LA RÉVULSION HYDROTHÉRAPIQUE PAR MODIFICATION D'ACTION ORGANIQUE, A TITRE D'AGENT DE LA MÉDICATION RÉSOLUTIVE.

Il en est, dans votre beau *Traité de thérapeutique*, de la *médication résolutive* comme de la *médication révulsive*, mon cher Pidoux. Elle n'y brille que par son absence.

La *résolution* est cependant quelque chose en pathologie et en thérapeutique !

Usant, encore une fois, du procédé qui vous a servi à l'endroit de la médication révulsive, direz-vous que la *médication résolutive* fait partie intégrante des *médications altérante*, *transpositive*, *spoliative*, etc. ?

Certes, la *médication résolutive* emprunte parfois, aux médications que je viens de nommer, quelques-uns de leurs agents; mais là n'est point sa grande et véritable puissance, et vous êtes un praticien trop expérimenté pour pouvoir en douter.

Avez-vous gardé le silence à l'égard de la *résolution* parce que, comme la *révulsion*, elle est « *un fait que l'on peut constater, mais un fait* « *aussi parfaitement inexplicable que la plupart* « *des autres actes organiques intimes.* »

Vous avez pu, mon cher ami, laisser passer cette proposition de votre première édition dans toutes les éditions suivantes, voire dans celle de 1869, mais vous ne l'écririez pas ici.

Vous le savez aujourd'hui mieux que moi : la *résolution* est un acte de circulation capillaire, de combustion, d'absorption interstitielle, de résorption; acte que les recherches des histologistes et des physiologistes, que la découverte des nerfs vaso-moteurs et des actions réflexes ont rendu aussi *parfaitement explicable* que la plupart des autres actes organiques intimes, de même qu'elles ont *expliqué* ce que j'avais établi cliniquement en 1852, à savoir que la *médication résolutive hydrothérapique* est une médication spécifique et héroïque, qui mérite toute l'attention des praticiens.

Il ne s'agit donc ici que d'un *lapsus calami*, ou plutôt d'un *lapsus memoriæ*, que vous auriez évité, si vous aviez bien voulu jeter les yeux sur ce certain *Traité thérapeutique et clinique d'hydrothérapie de* 1866, qui a eu le malheur de rester inconnu de vous.

Et en effet, vous y auriez trouvé à la page 302, un chapitre dans lequel je me suis efforcé de déterminer le sens qu'il faut attribuer aux mots *engorgement*, *fondant*, *révulsion*, *révulsif*, et d'établir que c'est conformément à ce sens que l'hydrothérapie réalise une *médication résolutive spéciale*, parfaitement expliquée par les actions physiologiques de l'eau froide. La partie clinique du livre vous aurait ensuite présenté des faits qui justifient complétement ces paroles de Valleix : « *L'hydrothérapie est le meilleur des* FONDANTS. » Ce qui veut dire : *L'hydrothérapie est le meilleur des résolutifs.*

Voici donc, mon cher Pidoux, une nouvelle et regrettable lacune que vous aurez à combler dans votre prochaine édition, et c'est encore avec l'intention de fournir quelques éléments précieux à votre futur travail, que je livre les pages suivantes à votre savante et bienveillante appréciation.

Il me faut, mon cher ami, vous *démontrer* la puissance et l'efficacité spéciales, spécifiques de la *médication hydrothérapique résolutive*, et parmi toutes les *preuves* qui se pressent sous ma plume, je n'ai que l'embarras du choix. Il me serait facile de vous montrer l'hydrothérapie obtenant la *résolution* complète d'*engorgements*, de *tumeurs*, du col, du sein, de l'estomac, de la rate, de l'utérus, de l'ovaire, des testicules, des articulations ; mais, sous réserve des observations que je pourrai vous faire connaître ailleurs et plus tard, je veux ici ne vous parler que du *foie*, et voici les considératoins qui me dictent ce choix.

I. Malgré tous mes efforts, la congestion, l'hypérémie, l'hypertrophie chroniques du foie sont encore fort souvent méconnues, alors qu'elles restent à l'état de *maladie primitive*, *idiopathique*.

II. Cette erreur, dont les conséquences sont si graves pour les malades et pour les médecins, est due, soit à ce que, l'extrême fréquence de cette maladie n'étant pas admise, l'on néglige d'explorer le foie; soit à ce que l'exploration de l'organe est mal faite; soit à ce que la prédominance d'un certain ordre de phénomènes morbides, symptomatiques ou sympathiques, dirige exclusivement l'attention des médecins d'un autre côté, et les conduit à une erreur de diagnostic qui, dans ces circonstances, devient pour ainsi dire forcée.

III. De toutes les maladies auxquelles l'on peut appliquer la *médication hydrothérapique résolutive*, la congestion hépatique chronique est celle qui met le mieux en lumière la *spécificité* de cette médication, puisque dans la grande majorité des cas elle résiste à toutes les autres ressources de la thérapeutique.

IV. Enfin, mon cher Pidoux, j'ai choisi ce sujet, parce qu'il va me fournir l'occasion, sinon d'absoudre votre conscience à l'endroit des *rééditions*, du moins d'apposer un baume bienfaisant sur la blessure qu'a pu recevoir votre amour-propre d'auteur, en vous montrant que le péché que vous avez commis est le péché mignon de la plupart des écrivains scientifiques, et qu'il vous place en si belle et si bonne compagnie, qu'en vérité la critique n'a plus qu'à se demander si la justice et la raison se trouvent de son côté — ou du vôtre !

Jugez-en.

Notre cher et vénéré maître Cruveilhier a écrit, dans la première édition de son *Traité d'anatomie descriptive*, les lignes suivantes :

« Je me suis assuré que le rapport entre les « foies des divers individus était de UN A TROIS, « *en l'absence de toute lésion morbide.* »

Mais en 1853, des recherches, faites par Monneret, pour déterminer le volume et les limites du foie ;

En 1855, des recherches de même nature, faites par Conradi ;

En 1854-1855, des recherches poursuivies par moi sur 225 hommes vivants, adultes, à jeun et chez lesquels le foie était manifestement à l'état physiologique ; — toutes ces recherches ont *démontré* que la proposition de Cruveilhier est radicalement fausse, et qu'elle ne s'explique que par les circonstances au milieu desquelles a été formulée cette étrange évaluation. Cruveilhier a pris ses mesures à l'amphithéâtre, sur des cadavres, et il a considéré comme *exempts de toute lésion morbide*, des foies qui n'étaient ni gras, ni cancéreux, ni kystiques, etc., mais qui étaient évidemmeut le siége d'une hypérémie hypostatique toujours, et souvent celui d'une congestion chronique ou d'une hypertrophie simple ayant existé pendant la vie.

Eh bien, mon cher Pidoux, ouvrez le tome II de la 4e édition du *Traité d'anatomie descriptive*, publiée par Marc Sée et Cruveilhier fils en 1865, et à la page 177, vous verrez s'étaler magistralement la même énormité anatomique, physiologique, pathologique et thérapeutique :

*Le rapport entre les foies de divers individus peut être de* UN A TROIS, EN L'ABSENCE DE TOUTE LÉSION MORBIDE !

Vous n'avez oublié que mes travaux; Marc Sée et Cruveilhier fils ont oublié non-seulement les miens, mais encore ceux de Monneret et de Conradi ! Vous voyez que les plateaux de la balance ne sont pas de niveau, et que celui qui s'abaisse, n'est pas de votre côté !

Et maintenant que mon choix est fait et justifié, permettez que, sans rentrer dans des détails que j'ai déjà exposés à plusieurs reprises (1), je reproduise quelques propositions qu'il importe de ne point perdre de vue, si l'on veut avoir une juste idée de la pathologie et de la thérapeutique hépatiques.

I. Le volume du foie est en rapport direct avec le développement et la configuration de la cage thoracique, celle-ci variant suivant l'âge, la stature, la constitution, la conformation générale des sujets.

II. Le maximum des différences de volume

(1) *Clinique hydrothérapique de Bellevue*, 2e fascicule, 1855. — *Le Progrès*, t. I, 1858. — *Traité thérapeutique et clinique d'hydrothérapie*, 1866. — *Clinique hydrothérapique de Plessis-Lalande*, 2e fascicule, 1869.

que présente le foie chez des sujets sains et de même taille, est de 3 centimètres.

III. Les limites physiologiques du foie, sont : en haut, une ligne horizontale passant à 3 centimètres au-dessous du mamelon; à gauche et verticalement, la ligne médiane; en bas, le rebord costal.

IV. Ces limites peuvent être modifiées par une cause extra-hépatique et mécanique de déplacement : corset, attitude professionnelle, épanchement pleurétique ou ascitique; tumeur de l'estomac, du côlon droit, du côlon transverse, du rein droit, etc.

V. Pour se rendre un compte exact du volume, de la situation et des limites du foie, il faut que le sujet soit à jeun et que, pour pratiquer la palpation, la percussion et la mensuration, il soit placé successivement dans la station couchée et dans la *station debout*, cette dernière étant celle qui donne les résultats les plus conformes à l'état naturel des organes.

Ces cinq propositions, généralement admises aujourd'hui, étant posées, nous pouvons donner la parole aux faits.

J'ai divisé mes observations d'*hypéremie hépatique chronique* en trois groupes correspondant :

1° A la prédominance des symptômes gastriques, gastralgiques, dyspeptiques, anémiques;

2° A la prédominance des symptômes cérébraux : vertiges, hypocondrie, mélancolie, nosomanie;

3° A la prédominance d'un état cachectique

qui, suivant les expressions d'Andral, « *peut se* « *terminer par le retour à la santé, après avoir* « *produit le dépérissement des malades et donné* « *lieu à la plupart des symptômes qui marquent* « *ordinairement les plus graves dégénérations* « *du foie.*

C'est dans le même ordre que seront disposées les Observations qui vont suivre :

Obs. V. — *Gastralgie, dyspepsie, anorexie, amaigrissement progressif, constipation, céphalalgie, anémie, impuissance génitale, etc. — Inefficacité de divers traitements.—L'on constate l'existence d'une congestion hépatique chronique.— Traitement hydrothérapique méthodique. — Guérison.*

Le 16 mars 1868, je recevais de Puerto-Real (Andalousie), du marquis de S. J., une lettre ainsi conçue :

Monsieur le docteur,

Je souffre, depuis quelques années, d'une maladie que je nommerai *dyspepsie*, puisque c'est le nom que l'on a donné aux souffrances d'entrailles que j'éprouve. Le bismuth, la pepsine, les pilules Morisson, Holoway, voire même la moutarde blanche, tous les médicaments connus ont passé par mon estomac et nombre de docteurs m'ont visité. Fatigué de tant de soins et de tant de drogues, j'avais bu l'année dernière certaines eaux de ce pays assez analogues à celles de Vichy, je me trouvais un peu mieux, et je m'étais voué au *quietisme*, c'est-à-dire à ne plus rien faire, lorsque votre *Traité d'Hydrothérapie* me tomba sous la main ; je ne puis vous expliquer l'effet que votre ouvrage a fait sur moi, mais j'ai senti renaître l'espoir d'une guérison, d'autant plus que par la lecture de votre œuvre, je suis persuadé que les médecins que j'ai consultés, et les drogues que j'ai avalées, n'ont agi que sur les effets de la maladie, sans s'adresser à la cause. Qu'elle soit connue ou inconnue, il y doit y avoir une cause. Qu'elle est-elle? je ne saurais vous le dire; des excès de jeunesse, la vie des camps, le séjour dans les climats tropicaux, des affections morales, et mille autres désagrements ont, sans doute, contribué à développer et à entretenir ma maladie.

Je suis donc résolu d'aller vous trouver, mais avant d'entreprendre un si long et si dispendieux voyage, je voudrais obtenir de votre bonté quelques renseignements sur votre établissement, etc.

Agréez, etc.

Le 1er juin le malade s'installait à Plessis-Lalande, où l'on recueillait les renseignements suivants :

Le marquis de S... J... a 53 ans; il est d'une stature élevée, d'une constitution athlétique, d'un tempérament sanguin-nerveux. Il n'a jamais fait de maladie grave, mais sa carrière militaire a été fort active, l'a exposé à de grandes fatigues, à toutes sortes de privations, et l'a obligé à séjourner, pendant plusieurs années, dans les pays chauds, où il n'a contracté d'ailleurs ni fièvre intermittente, ni dysentérie, ni hépatite, ni aucune autre maladie.

Il y a sept ans, sans cause déterminante appréciable autre qu'une vie sédentaire et inactive succédant à une existence fort agitée, les digestions commencèrent à devenir laborieuses ; le malade crut y remédier en buvant du vin de Madère ou de Porto et enfin de l'eau-de-vie; mais bientôt les digestions devinrent non-seulement laborieuses, mais encore douloureuses, et c'est alors que M. S... J... invoqua les secours de la médecine.

Ainsi qu'il l'écrivait, il épuisa, sans aucun profit, tous les antigastralgiques, tous les antidyspeptiques connus, et finit par abandonner la maladie à elle-même, se contentant de diminuer progressivement l'abondance de son alimentation.

Cependant l'amaigrissement faisait d'incessants progrès; les forces musculaires diminuaient chaque jour, et avec elles la puissance génésique, qui ne tarda pas à être complétement abolie. Les digestions lentes, pénibles, douloureuses, étaient accompagnées de tension abdominale, de gaz émis par les deux extrémités du tube digestif, de céphalalgie, de somnolence. Constipation opiniâtre, matières fécales dures et en boules, urines rares et chargées, peau sèche, écailleuse, aride; anémie profonde.

L'examen le plus attentif ne fait découvrir aucune lésion, — si ce n'est une congestion hépatique. Le foie, — *qui n'a été exploré par aucun des nombreux médecins qui ont donné des soins au malade*, — dépasse le rebord costal de 14 centimètres et la ligne médiane de 8; sa surface externe est d'ailleurs unie, lisse, ne présente pas trace d'inégalités, de saillies mamelonnées, de bosselures.

Le diagnostic se posait de lui-même; je n'hésitai pas à rattacher à la congestion, tous les troubles fonctionnels accusés par le malade, et je promis une prompte guérison.

Le 15 octobre, le marquis de S. J... quittait Plessis-Lalande, frais, gras, vigoureux, dispos, jouissant de l'intégrité absolue de toutes ses facultés, et au moment où j'écris ces lignes (20 novembre 1869), la guérison ne s'est pas démentie.

Je n'ai pas besoin d'ajouter que le foie était rentré dans ses limites physiologiques.

*Le traitement avait consisté en douches générales reconstitutives et en douches hépatiques résolutives.*

Voici, mon cher Pidoux, un exemple de congestion hépatique primitive simple, dégagée de toute complication; avant d'en discuter la signification et la valeur, mettons en regard une observation dans laquelle le foie est entièrement hors de cause.

Obs. VI. — *Anémie consécutive à une pleuro-pneumonie; gastralgie, dyspepsie, constipation; hépatalgie, palpitations nerveuses; hématémèses et métrorrhagies; anorexie complète; émaciation. — Inefficacité des ressources de la thérapeutique. — Traitement hydrothérapique; guérison.*

Mlle B..., âgée de 25 ans, est d'une taille un peu au-dessus de la moyenne et d'un tempérament nervo-bilieux. A l'exception d'une fièvre typhoïde, très-peu intense, contractée à l'âge de 4 ans, Mlle B... n'a pas eu de maladie grave pendant l'enfance; elle était néanmoins une enfant peu robuste, ayant des indispositions assez fréquentes.

A l'âge de 8 ans, elle fut envoyée en pension, où elle est restée pendant six ans. Vers l'âge de 11 ans, elle fut atteinte d'une surdité assez prononcée pour l'empêcher de suivre les cours; cette infirmité finit par disparaître, après un temps assez long.

Deux ans plus tard (1858), pendant l'été, il survint une toux sèche, quinteuse, dont la cause resta inconnue; cette toux a résisté, pendant douze ans, à tous les moyens employés pour la combattre; ces moyens étant nombreux et parfois énergiques.

La fonction menstruelle était déjà établie depuis quelque temps à l'apparition de la toux, et cette fonction n'a rien présenté d'anormal pendant la première phase de la maladie de Mlle B..., c'est-à-dire jusqu'en 1862.

L'hiver suivant (1858), Mlle B..., toujours en pension, a contracté une fluxion de poitrine et une pleurésie concomittante. Cette double maladie la laissa dans un état d'extrême faiblesse. A partir de cette époque, la malade mangea peu, n'ayant pas d'appétit, et, bientôt après, des gastralgies commencèrent à se montrer. Des douleurs, extrêmement vives, se faisaient sentir à l'épigastre ; elles étaient précédées ou accompagnées de gonflement et suivaient ordinairement les repas. La malade ne mangeait presque plus rien, et ce peu était ordinairement à la glace.

Malgré toutes les réserves et précautions possibles, les crises gastralgiques faisaient horriblement souffrir Mlle B... et lui arrachaient des cris déchirants. Ces crises arrivaient à peu près périodiquement pendant des espaces de temps plus ou moins longs; ces derniers avaient aussi, dans l'ordre où ils se présentaient, quelque chose de périodique. Les gastralgies se montraient très-fréquemment vers six heures du matin, et se renouvelaient pendant les mauvais jours, jusqu'à 15 fois dans les vingt-quatre heures. L'éther, le chloroforme, les injections sous-cutanées (à l'épigastre) de chlorydrate de morphine, amenaient à peine un soulagement passager.

L'hiver suivant (1859), une affection rhumatismale vint compliquer la situation. Un rhumatisme articulaire aigu envahit les deux genoux, n'atteignant que très-légèrement les pieds. Pendant 18 mois la malade ne put marcher seule sans appui. — La cautérisation transcurrente et les vésicatoires volants n'eurent qu'un succès très-incomplet.

Les extrémités inférieures, et quelquefois les mains, étaient œdématiées. L'infiltration ne disparut qu'en 1868. — Palpitations très-violentes.

Cependant Mlle B... affirme qu'il n'a jamais existé de maladie du cœur.

Le 17 octobre 1860, Mlle B... est prise subitement de vomissements de sang. Le sang, ordinairement rouge, se montra, à une ou deux occasions, noir et en caillots. Tantôt l'hématémèse se renouvelait plusieurs fois dans la semaine, tantôt elle ne paraissait pas; une frayeur, la moindre émotion provoquaient son retour. On ne voyait aucun rapport apparent entre ces vomissements et le flux menstruel, qui restait normal.

Ainsi, pendant l'hiver de 1860, Mlle B... avait des quintes de toux fréquentes, des crises gastralgiques qui lui arrachaient des cris, des rhumatismes dans les articulations des genoux, de l'œdème aux pieds, aux jambes et aux mains, des battements de cœur très-violents; des vomissements de sang, etc. etc. Ajoutez à cela que l'appétit était presque nul depuis longtemps, que la maigreur était extrême et qu'il existait un état de grande faiblesse générale et de névropathie. La malade, qui avait quinze ans, resta alitée pendant les mois d'hiver; elle était tellement épuisée, qu'on osait à peine la lever pour faire son lit. On lui défendait de parler, dans la crainte de provoquer les vomissements.

Au printemps, Mlle B... reprend un peu de force, et l'été suivant (1861), sur le conseil de son médecin, la malade se rend aux eaux de Vichy, où elle fait un séjour de six semaines, pendant lequel les gastralgies disparaissent complétement. De Vichy, Mlle B... se rend à Néris, où elle fait une saison. Les rhumatismes sont beaucoup améliorés, mais Néris ne les a pas guéris aussi complétement que Vichy a chassé les gastralgies. En somme, la vie devient plus supportable et la santé générale se remet un peu.

Depuis 1862 jusqu'au mois d'avril 1863, Mlle B... se porta bien, et ici se termine la première phase de sa maladie.

Au commencement de 1866, Mlle B... se fatiguait beaucoup à diriger la maison paternelle. Elle sentait que ses forces s'en allaient, sans pouvoir expliquer le fait, car elle mangeait souvent et beaucoup, et dormait bien. Elle n'avait de préférence pour aucun aliment, elle mangeait de tout indifféremment, mais avec excès, sous l'empire d'une véritable boulimie. En même temps se déclare une constipation opiniâtre. — Les côtés de la tête ou du cou enflent, ce phénomène, étant dû, selon le médecin, au gonflement des veines jugulaires. La malade se figurait que *les palpitations du cœur, très-fortes en ce moment, montaient jusqu'au cou et lui serraient la gorge.*

Enfin, au mois d'avril 1867, après avoir bien mangé la veille — un peu trop peut-être — et bien dormi, la malade se réveille un matin avec de la fièvre, l'appétit est parti et ne revient plus, les gastralgies ont repris de plus belle. La constipation ajoute beaucoup aux souffrances de la malade. Les gastralgies vont en augmentant pendant six semaines. La malade marchait toujours autant que ses forces le lui permettaient, la marche et le mouvement étant sa seule ressource contre les douleurs, mais elle eut bientôt des crises de faiblesse très-douleureuses — elle croyait mourir, — la sueur coulait du front. D'abord ces crises se présentaient lorsqu'elle avait besoin de manger, mais plus tard, au contraire, l'ingestion d'une cuillerée d'un liquide quelconque suffisait pour les provoquer.

Un peu plus tard, vers la fin de mai ou le commencement de juin, la malade ressent pour la première fois une douleur aiguë et pongitive dans l'hypocondre droit. Cette douleur n'occupe pas un point circonscrit, mais paraît être située transversalement près du rebord costal ; elle persiste à l'état aigu pendant un mois environ. Cette douleur est revenue bien des fois depuis, mais les crises ont été moins fortes. On l'a combattue par des frictions faites avec un liniment au chloroforme, et la malade avait toujours à côté d'elle un flacon renfermant de cette substance, qu'elle respirait quand le besoin s'en faisait sentir. Souvent aussi, vers la même époque, Mlle B... éprouvait des douleurs dans la fosse iliaque droite.

M. le docteur Viard (de Montbard), fut d'avis d'envoyer une seconde fois la malade à Vichy; mais désirant avoir l'opinion de son ami le professeur Tardieu, Mlle B... se rendit à Paris consulter celui-ci. Le célèbre praticien a complétement partagé la manière de voir de son confrère, et s'est borné à confirmer l'avis du docteur Viard. Mlle B. . s'est donc rendue à Vichy pour la seconde fois, au mois d'août 1867. Cette fois le séjour aux eaux lui a été très défavorable. A la sortie du bain, l'estomac et l'abdomen étaient ballonnés au point que la malade ne pouvait plus agrafer ses vêtements! L'eau en boisson provoquait des crises gastralgiques et donnait des maux de cœur. Un demi-verre ingéré dans l'estomac altérait tellement les traits du visage, que la sœur de Mlle B..., qui l'accompagnait, la suppliait chaque jour de ne plus en boire. La malade a essayé tour à tour de toutes les sources. — Pour calmer les douleurs que suscitait l'ingestion des eaux de Vichy, on lui pratiquait des frictions sur l'abdomen et à l'épigastre, avec un liniment belladoné.

En quittant Vichy, Mlle B... est revenue à Paris consulter de nouveau M. Tardieu, qui lui a conseillé d'aller habiter pendant quelque temps sous un climat marin, afin de reprendre un peu de forces avant l'arrivée de l'hiver.

Conformément à ce conseil, Mlle B... se rend à Trouville, où elle arrive le 9 septembre. La saison des bains est déjà terminée, et Mlle B... trouve le froid insupportable. A peine a-t-elle pu faire quelques promenades sur la plage, enveloppée de trois manteaux superposés. Le seul moyen thérapeutique qu'elle emploie en ce moment, c'est le vin de Bugeaud. Enfin, après un séjour de 18 jours à Trouville, et sans avoir retiré aucun avantage apparent de son excursion, Mlle B... rentre chez elle, où elle passe l'hiver tant bien que mal.

L'alimentation est réduite à un peu de lait, et dans de rares occasions quelques gelées de viande. Quant à de la viande, Mlle B... en mangeait encore un peu pendant son séjour à Vichy, mais à partir de cette époque elle n'y touche plus, non plus qu'au pain et au vin.

Après avoir épuisé sur la personne de Mlle B... toutes les ressources qu'offre la thérapeutique moderne à un praticien intelligent, et après avoir constaté l'inefficacité, et même — dans l'espèce — la nocuité évidente des eaux de Vichy, M. Viard songea à l'hydrothérapie. Pour un pratricien éclairé, il n'y a qu'une hydrothérapie : l'hydrothérapie scientifique et méthodique où les moyens sont connus, mesurés, appropriés, et tendent à un résultat aussi prévu que certain. M. Viard conseilla donc à sa malade l'hydrothérapie scientifique, et Mlle B... vint s'installer à Plessis-Lalande le 15 juin 1868.

Au bout d'un mois elle constate une amélioration notable dans son état : les vomissements sont bien moins fréquents, et l'appétit est un peu meilleur. La malade qui croyait que l'hydrothérapie est toujours l'hydrothérapie quel que soit le mode d'application, ne tenant aucun compte du procédé opératoire, et contrairement à l'avis hautement exprimé de son médecin habituel, M. Viard, se décida à profiter de l'amélioration de sa santé pour se rapprocher de la capitale et faire de l'hydrothérapie à sa manière. Elle vint habiter Auteuil, et se mit à suivre pendant six semaines, et assez irrégulièrement, un traitement comme malade externe dans l'établissement hydrothérapique de cette localité.

Un jour, après un bain de pieds froid administré au début d'une époque menstruelle, les jambes et les pieds sont restés comme glacés pendant plusieurs jours et les règles se sont supprimées. A partir de ce moment, Mlle B. .éprouva souvent un refroidissement des extrémités inférieures, et fut souvent obligée d'avoir recours, pour se réchauffer, à des cruchons d'eau chaude et autres moyens palliatifs, avec plus ou moins de succès. Elle éprouvait en outre un commencement de surdité et un malaise général ; le tout se rattachant, dit-elle, à ce même bain de pieds.

Le 20 août 1868, Mlle B... retourne dans son pays, et rentre à la maison paternelle fort souffrante. Bientôt la surdité devint complète ; on ne lui parlait plus que par des signes. L'éther, des pommades de diverses sortes, des vésicatoires volants à la région mastoïdienne, rien ne triompha de cette opiniâtre surdité, laquelle cependant finit par devenir moins intense par intervalles.

En mai 1869, M. le docteur Viard exige que Mlle B... suive un nouveau traitement hydrothérapique à Plessis-Lalande, et le 20, Mlle B... vient s'y installer, bien résolue, cette fois, de laisser l'hydrothérapie scientifique faire son œuvre sans y mettre obstacle.

*Etat de la malade le* 20 *mai* 1869. — La toux a toujours persisté depuis son apparition en 1858, sauf un court temps d'arrêt en 1868. Il en est de même de l'hématémèse qui s'était montrée pour la première fois en octobre 1860, mais les vomissements de sang ont particulièrement repris au mois de février dernier (1869). Ces nouveaux vomissements diffèren des anciens en ce que les nouveaux sont à peu près périodiques ; ils coïncident ou alternent avec les époques menstruelles. La malade compte sur *un* vomissement au moins toutes les trois semaines. Le flux menstruel, loin d'en être supprimé ou diminué, a pris depuis six mois les proportions d'une véritable métrorrhagie, et chaque époque, qui se prolonge jusqu'à dix ou douze jours, donne lieu à des pertes énormes.

Les gastralgies persistent toujours, ainsi que la constipation et l'anorexie ; la malade ne mange pour ainsi dire rien, si ce n'est un peu de lait et des bonbons ; la viande lui inspire un dégoût insurmontable ; dès qu'elle ingère la moindre quantité de pain ou d'une substance alimentaire quelconque, il survient des vomissements très-douloureux. La maigreur est squelettique et la faiblesse si grande que c'est à peine si la malade peut se tenir debout.

*Malgré l'examen le plus complet et le plus attentif, l'on ne découvre aucune espèce de lésion appréciable, dans aucun organe.*

Le traitement est commencé le 21 ; la surdité a disparu rapidement dès les premières douches, dit la malade.

L'hématémèse a légèrement augmenté pendant les premières semaines, mais un mouvement favorable s'est bientôt déclaré, et les vomissements ainsi que les pertes menstruelles vont en diminuant graduellement jusque vers le commencement du mois d'août, époque à laquelle ils disparaissent définitivement. Les autres fonctions se régularisent en suivant une marche analogue ou plutôt identique ; la digestion s'améliore insensiblement, la constipation disparaît, les forces et l'embonpoint reviennent, et Mlle B... reprend possession de toutes ses facultés physiques et morales, et goûte — ce qu'elle a peine à croire — le bonheur d'une existence exempte de douleurs et de souffrances.

La guérison est aussi parfaite que possible, toutefois

elle aurait besoin d'être consolidée, et Mlle B... devrait prolonger son séjour à Plessis pendant un mois encore; mais elle a hâte de revoir sa famille et de lui faire partager sa joie, et elle quitte Plessis-Lalande le 28 octobre, après un séjour de quatre mois et huit jours.

*Le traitement a consisté exclusivement en douches générales, révulsives et reconstitutives.*

(Observ. recueillie par M. Stalker, élève des hôpitaux.)

Ici, mon cher Pidoux, nous sommes en présence d'un état morbide très-complexe; mais en laissant de côté les *complications*, vous reconnaîtrez, je pense, que l'altération du sang (*anémie*) et des troubles fonctionnels du système nerveux (*gastralgie, toux nerveuse*, etc.) constituent, à proprement parler, la maladie. Remarquez d'ailleurs que l'exploration la plus complète et la plus attentive ne fait découvrir aucune lésion appréciable.

Grâce à une heureuse inspiration, pour le premier de ces malades, et grâce à l'intelligente et persévérante insistance de notre confrère Viard, pour Mlle B..., tous deux ont dû à l'hydrothérapie scientifique une guérison vainement demandée, pendant plusieurs années, à toutes les autres ressources de la thérapeutique.

Mais si Mlle B... avait reçu les *douches hépatiques* de M. X..., et si celui-ci n'avait été soumis qu'aux *douches générales* de Mlle B... que serait-il arrivé? — Il serait arrivé qu'au lieu de deux guérisons nous aurions eu deux insuccès.

Et si j'ai rapproché ces deux faits, c'est précisément pour montrer que l'hydrothérapie n'est *scientifique*, *méthodique* et EFFICACE, que si elle est dans un *rapport strictement déterminé* avec un *bon diagnostic* préalable, et que dans tout traitement par l'eau froide, le *procédé opératoire* occupe la première place.

En ce qui concerne l'objet spécial de ce travail, dites-moi, mon cher Pidoux, si l'hydrothérapie appliquée à M. X... n'a pas exercé sur le foie une véritable *action résolutive*, et dites-moi, surtout, par quel autre moyen vous auriez pu obtenir la *résolution* complète et définitive d'une *congestion hépatique* aussi considérable, aussi ancienne, aussi symptomatiquement grave et aussi rebelle.

Enfin, dites-moi si ce fait, à lui seul, ne suffit pas pour justifier, dans votre prochaine édition, quelques pages consacrées à la *Médication résolutive* et à l'*Hydrothérapie* considérée comme agent principal et spécifique de cette médication.

Que si, mon cher ami, votre conviction n'est pas encore complète, permettez-moi de lui fournir de nouveaux éléments.

Obs. VII. — *Dyspepsie, constipation, céphalalgie, anorexie, amaigrissement, pertes séminales, impuissance génitale, mélancolie. — Congestion chronique du foie; traitement hydrothérapique; guérison. — Tumeur phlegmoneuse aiguë de l'abdomen ouverte spontanément dans l'intestin grêle. — Symptômes graves de péritonite. — Mort imminente; traitement hydrothérapique antiphlogistique. — Guérison.*

M. B..., âgé de 32 ans, célibataire, est d'un tempérament bilieux. Ses parents, et ses trois frères aînés n'ont pas eu de maladies graves.

A l'âge de 11 ans, M. B... a été atteint d'une fièvre intermittente, qui a été coupée par trois potions très-amères (au sulfate de quinine?) et bientôt après la variole, s'est déclarée ; elle a parcouru ses phases sans complications.

Depuis son enfance, M. B... a éprouvé des maux de tête violents, mais néanmoins il s'est bien développé et de 16 à 19 ans, surtout, il a été robuste et bien portant.

Vers la vingtième année, le malade souffrait tellement de la tête que son médecin, le docteur Soyer, lui pratiqua une saignée du bras à deux reprises et à une année d'intervalle, puis il lui conseilla des bains de pied chauds. Plus tard abandonnant la saignée « *qui était passée de mode* » le même médecin ordonna l'application fréquente de sinapismes aux extrémités inférieures.

En 1856, M. B... eut une diarrhée qui a duré six semaines ; les moyens employés furent des tisanes de toutes sortes (feuilles de ronces ; eau de riz, etc.), et des lavements astringents.

En 1861, M. B... a fait une chute de cheval. Il est tombé sur le côté gauche ; il n'y eut aucune contusion de la région du foie, et cependant M. B... éprouva au moment de l'accident une vive douleur sous le rebord costal droit (contre-coup?)

Pendant plusieurs années, et toujours contre les maux de tête, le docteur Lemaire a prescrit, à diverses reprises, des sangsues à l'anus, — 5 ou 6 à la fois, — une ou deux fois par an.

Vers la fin de 1863, commença à se manifester une constipation opiniâtre, qui n'a pas cessé depuis.

Vers la fin d'août 1864, M. B... éprouva des douleurs sourdes au côté droit, sous le rebord costal antérieur. Ces douleurs s'exaspéraient après les excès de fatigue, ou de régime ; elles cessaient et revenaient de temps en temps. La bière, le vin, — M. B... ne boit pas de liqueurs, — les faisaient naître, ou les augmentaient, et ensuite la tête se congestionnait. Le docteur Lemaire en accusa la bile, « le ligament suspenseur du foie étant fatigué » (?), et il conseilla au malade de se ménager, et de prendre de temps en temps une bouteille d'eau de Sedlitz, destinée à combattre simultanément la constipation, la bile, et les maux de tête. Cet état de choses dura deux ans.

Au mois de juillet 1866, M. B... tombe très-malade; il ressent pendant vingt-quatre heures des douleurs atroces du côté droit de l'abdomen. Le docteur Mulle, de Lille, lui prescrit un grand bain tiède de deux heures, et, en se mettant au lit, un grand cataplasme de farine de lin sur le point douloureux; le lendemain matin à six heures, l'application de douze sangsues sur le trajet du côlon ascendant. M. B... éprouve un soulagement immédiat de cette dernière partie du traitement, et après huit jours de repos et de diète, il entrait en convalescence. Au bout d'un mois il avait repris un peu de force, il commençait à marcher, à s'occuper; en un mot, il ne souffrait presque plus.

Cependant les douleurs ne tardèrent pas longtemps à reparaître, mais elles étaient moins fréquentes et moins intenses qu'auparavant. Pendant les deux années suivantes (1867-68), elles cédaient ordinairement à l'application d'un emplâtre de thapsia. Cette application dut se renouveler cinq ou six fois dans le courant de l'année.

Vers la fin de 1868, le malade était fort frileux, « il s'enrhumait pour un rien. » Il n'avait pas d'appétit, et ressentait des douleurs au côté droit, toujours vers le cœcum. Il caractérise ces douleurs en disant qu'il éprouvait « comme un feu dans les entrailles. » Vers la nouvelle année, le docteur Mulle, conseilla au malade de « se tenir chaudement » et alors, dans la crainte de prendre froid, M. B... resta enfermé dans sa chambre pendant trois ou quatre semaines, et n'en devint que plus frileux. A cette époque il resta au moins dix jours sans rien manger. Enfin l'appétit revint un peu, et le malade put quitter la chambre, mais il n'en continua pas moins à garder la maison pendant tout le printemps.

Pendant l'hiver de 1868-69, une hypocondrie caractérisée vint s'ajouter à la liste déjà longue des maux qui tourmentaient M. B...

En juin 1869, M. B... est plus malade que jamais; le docteur Mulle lui conseille l'hydrothérapie et l'adresse à M. Fleury. Le 28 juin M. B... s'installe à Plessis-Lalande.

*Etat actuel.* — Emaciation considérable; peau brunâtre, rugueuse, écailleuse, aride; le malade est si faible que c'est à peine s'il peut se tenir debout ou faire quelques pas.

Le teint est subictérique; la face est couverte de pustules d'acné; l'appétit est presque nul, la digestion très-difficile; le malade est très-sensible aux influences atmosphériques, il a presque toujours froid aux extrémités inférieures et il s'enrhume facilement. Il est également très-impressionnable au moral; il s'inquiète, se décourage, pleure, se croit perdu, etc.

Les maux de tête habituels se font sentir principalement aux tempes et surtout aux bosses frontales. Pas de photophobie, ni d'élancements dans les nerfs optiques. Ces céphalalgies, ou plutôt ces céphalées, sont sourdes et pénibles plutôt qu'aiguës. Elles sont pulsatives, « la tête saute sur l'oreiller. »

*Le foie descend jusqu'au niveau de l'ombilic.* Sa surface est dure mais unie. Il y a donc là une congestion très-prononcée — sinon une hépatite chronique — et vraisemblablement elle est d'ancienne date.

Le trajet du gros intestin est très-douloureux à la

pression. Il y a constipation chronique et presque permanente.

Les matières fécales sont encroûtées d'une substance qui n'est ni du pus, ni du mucus, ni des glaires. Cette matière ressemble à de l'albumine concrète, d'une couleur blanche, légèrement translucide et opaline lorsque la selle ne s'est pas trop fait attendre. Dans le cas contraire elle prend une teinte brunâtre plus ou moins foncée. Lorsque la contispation est très-opiniâtre, cette matière durcit et forme un cordon quelque peu élastique, qui relie les matières fécales en chapelet.

Pas de douleurs lombaires,

Il y a des hémorrhoïdes internes : leur début coïncide avec une des fortes crises qui eurent lieu pendant les chaleurs de l'année précédente. A cette époque le malade a éprouvé « comme un feu dans les intestins » et ensuite les picotements, les piqûres qui annoncent les hémorrhoïdes.

Enfin, depuis trois ans, des pertes séminales ont lieu sous la forme de pollutions nocturnes. M. B... n'a jamais eu de maladie vénérienne ni des voies urinaires.

L'appareil respiratoire ne présente rien de remarquable.

Rien d'anormal du côté du cœur. Cependant le malade se plaint d'avoir souvent des palpitations.

Le traitement hydrothérapique est immédiatement commencé; il consiste en douches générales, en douches hépatiques et en bains de siége. Le malade prend également des sudations suivies de douche.

L'anorexie persiste pendant les dix premiers jours du traitement; à ce moment les anciennes crises gastro-intestinales et hépatiques se reproduisent. On les combat par de légères purgations (un cruchon d'eau de Friedrichshall en quatre jours.)

Voici la marche ordinaire de ces crises : constipation, embarras gastrique, céphalalgie, douleur plus ou moins intense sur tout le trajet du gros intestin; en même temps la face s'enlumine, et se couvre de pustules. Tous ces symptômes vont en augmentant pendant une période plus ou moins longue, mais ordinairement de quatre ou cinq jours. La céphalalgie surtout est intolérable. Une purgation franche met promptement fin à cet état de souffrance, mais à peine ses effets ont-ils disparu qu'une nouvelle période commence à se dessiner. A chaque crise le malade se demande « si l'hydrothérapie est bien ce qu'il lui faut » mais, la réflexion aidant, il comprend que c'est là sa seule ancre de salut. La persévérance éclairée ne manque jamais d'obtenir sa légitime récompense. Malgré les retards qu'imposent ces crises sans cesse renouvelées, on constate chez M. B... une grande amélioration progressive. Loin de se renfermer dans sa chambre dans la crainte de prendre froid, il fait tous les jours de longues promenades à travers bois et champs.

Après deux crises très-douloureuses, ayant eu lieu le 12 et le 20 septembre — cette dernière accompagnée de fièvre — on constate le 22 que le foie, a repris son volume normal, et M. B. annonce que ses douleurs d'entrailles ont entièrement disparu ainsi que la constipation, les céphalalgies et les pertes séminales. La guérison peut être considérée comme complète, mais M. Fleury engage le malade à continuer le traitement, pour obtenir une reconstitution qui se produira d'autant plus facilement qu'aujourd'hui l'appétit est vif et la digestion facile. M. B., qui est maintenant dans les meilleures dispositions intellectuelles et morales promet encore un mois de séjour.

Vers le 4 octobre, au milieu de la santé la plus florissante, et en l'absence de tout phénomène précurseur, M. B se plaint d'éprouver une douleur sourde dans le ventre, du côté droit et au niveau de l'ombilic. M. Fleury constate, dans cette région, un léger empâtement, et à partir de ce moment un examen biquotidien lui permet de suivre le développement progressif d'une tumeur intra-abdominale, dont le volume finit par atteindre celui d'une orange.

La peau ne présente aucun changement de couleur et elle est parfaitement mobile. Il est évident que la tumeur n'adhère pas à la peau ; elle n'est que médiocrement douloureuse à la pression, et l'on y perçoit une fluctuation obscure.

Quel est son siége anatomique ? Il est difficile de le déterminer avec certitude. La tumeur est placée entre l'ombilic, qu'elle ne dépasse pas, et le côlon ascendant. Appartient-elle à cet intestin ? M. Fleury ne le croit pas; selon lui il s'agit ici d'une tumeur phlegmoneuse qui probablement s'ouvrira spontanément dans la portion voisine du tube intestinal.

Dans la nuit du 10 au 11 octobre, le malade éprouve tout à coup une vive douleur au niveau de la tumeur, il est pris d'une envie irrésistible d'aller à la garde-robe, et il a plusieurs évacuations contenant une grande quantité de pus.

Le matin le pouls est fréquent, la peau chaude, mais la tumeur est affaissée, le ventre est souple et indolent.

Le 13, le malade, sans en prévenir personne, se lève, et fait quelques pas dans sa chambre, mais bientôt il ressent une violente douleur dans le ventre, il a de la tendance à la syncope et c'est à peine s'il peut regagner son lit. L'on court chercher M. Fleury, qu trouve le malade dans l'état le plus grave.

Face décomposée, nez pincé, lèvres violettes, pouls très-faible et à 140 ; ventre météorisé, chaud et très-douloureux à la plus légère pression ; envies de vomir, refroidissement complet des membres. En un mot tous les signes d'une péritonite aiguë.

M. Fleury prescrit d'entourer le malade de cruchons remplis d'eau bouillante, de couvrir le ventre de compresses glacées incessamment renouvelées, — et de donner pour boisson de l'eau glacée. — Cette médication est continuée sans interruption pendant 48 heures, et bientôt elle amène une sédation régulièrement progressive.

Le 15 M. B. est dans un état relativement satisfaisant et on commence à l'alimenter. (bouillon, potages).

A partir de ce jour la santé a été en s'améliorant. A plusieurs reprises M. B. a ressenti, au niveau de la tumeur, une douleur plus ou moins vive, accompagnée de malaise général ; c'est que l'ouverture de communication est fermée, et que la poche est distendue par des liquides et par des gaz. M. Fleury pratique une espèce de taxis dirigé de dehors en dedans, c'est-à-dire vers l'ombilic, la communication, annoncée par un gargouillement, se rétablit, et alors la tumeur s'affaisse et tous les accidents disparaissent. Pour en éviter le retour et pour favoriser l'oblitération du sac, M. Fleury fait porter au malade une ceinture ventrière, munie d'une pelote analogue à celle du bandage ombilical, pelote qui est destinée à comprimer la tumeur; depuis ce moment les accidents n'ont pas reparu et la liberté du ventre a été entretenue par des lavements et par quelques doses d'huile de ricin.

Le 5 novembre M. B. a recommencé son traitement hydrothérapique, lequel n'a plus consisté qu'en douches générales, le foie ayant conservé son volume normal.

Aujourd'hui, 10 décembre, M. B. jouit d'une santé « *qu'il ne connaissait plus depuis bien des années ;* » toutes les fonctions s'accomplissent régulièrement, les céphalalgies et la constipation ont disparu, l'appétit et la digestion ne laissent rien à désirer, le malade brave gaiement une température de 7 degrés au-dessous de zéro, et il va quitter Plessis le cœur rempli de satisfaction et de reconnaissance. (*Observation recueillie par M. Stalker.*)

Je n'ai pas besoin d'insister, mon cher Pidoux, sur l'intérêt que présente cette observation, et sur les nombreuses et importantes questions qu'elle soulève.

Et d'abord quels sont le siége anatomique et la nature de cette tumeur phlegmoneuse, nettement circonscrite, qui n'est pas un abcès par congestion, qui n'a aucune relation avec la fosse iliaque, avec le côlon, avec le foie, et qui s'est vidée dans l'intestin grêle? Est-ce un kyste enflammé du péritoine ou de la face postérieure de la paroi abdominale? Existe-t-il un lien quelconque entre cette tumeur et les accidents gastro-intestinaux — la constipation spécialement — qui depuis si longtemps tourmentaient le malade?

Je ne suis pas en mesure de répondre à ces questions. Auriez-vous été plus habile — ou plus heureux — que moi?

Les éléments de cette tumeur existaient-ils depuis un temps plus ou moins long, et n'est-ce que le travail inflammatoire qui s'en est emparé, qui s'est développé si rapidement sous nos yeux? La tumeur tout entière est-elle de nouvelle formation, et a-t-elle suivi une marche sur-aiguë? Mais si les éléments étaient anciens, ils se seraient dévoilés plus ou moins à mes explorations si fréquentes, si complètes, si attentives, et si la tumeur est de nouvelle formation, comment a-t-elle pu suivre une marche aussi aiguë sans provoquer, à un degré beaucoup plus élevé de la réaction générale, de la fièvre, de la douleur?

Je reviendrai sur toutes ces questions, avec les développements convenables, dans un travail spécialement consacré à l'étude de certaines tumeurs abdominales; ici tenons-nous-en à l'objet spécial de ce travail, et ne parlons que de la congestion hépatique. Celle-ci est manifestement ancienne; c'est elle qui est l'origine de la maladie, et c'est à elle que se rattachent évidemment les troubles gastro-intestinaux (dyspepsie, constipation), les céphalalgies, la mélancolie, l'impuissance génitale. Ceci est tellement vrai, que le foie ayant repris ses limites physiologiques, M. B... se trouve guéri.

Les phénomènes, parfaitement locaux, se rattachant à la tumeur, se sont montrés, sans phénomènes précurseurs, au milieu de la santé la plus parfaite. Donc, nous pouvons ici faire abstraction de cette complication, de cette maladie nouvelle, et dès lors, je vous demande si la congestion hépatique, dans sa première forme, ne détermine pas le groupe symptomatique que je lui ai attribué, si elle n'est pas une affection grave, si elle ne résiste pas à toutes les ressources de la thérapeutique usuelle, et si l'hydrothérapie méthodique n'en est pas le traitement spécifique et héroïque?

Les observations qu'on vient de lire se rattachent à la forme gastro-intestinale de la congestion chronique du foie, (*gastralgie, dyspepsie, constipation, anorexie*), et il est facile, physiologiquement parlant, de se rendre compte des phénomènes morbides symptomatiques qui la caractérisent.

Dans les faits suivants, l'on voit apparaître les accidents qui caractérisent la forme cérébrale (*hypocondrie, mélancolie, vertiges*), et qu'on ne peut guère expliquer que par une altération du sang (*anémie, cholihémie*).

Dans la forme précédente, la prédominance des symptômes gastriques fait souvent, comme nous l'avons dit, considérer la maladie comme une *dyspepsie* et méconnaître la lésion hépatique. Ici, la prédominance des phénomènes cérébraux et nerveux détourne encore davantage l'attention du médecin de l'organe hépatique, et lui fait admettre l'existence d'une maladie des centres nerveux.

Le 20 juillet 1865, la lettre ci-dessous m'était écrite par mon distingué confrère de Montbard, M. Viard.

Mon cher confrère,

Je voudrais vous adresser un de mes clients qui est atteint, depuis déjà très-longtemps, d'une congestion du foie et d'une dyspepsie, qualifiée par d'autres médecins de *gastrite ;* cette dyspepsie se complique évidemment d'une gastralgie rhumatismale qui se traduit par des douleurs tantôt aux jambes, tantôt dans l'abdomen, mais le plus souvent à la région épigastrique ; vous remarquerez que lorsque les douleurs se font sentir aux jambes, ou dans une autre partie du corps, elles *ne se font plus sentir dans la région de l'estomac.* Le malade mange encore assez bien, mais l'appétit est souvent capricieux et l'alimentation produit, au moment de la digestion, une gêne, une pesanteur caractéristiques. Il est évident, du reste, que la muqueuse intestinale participe à la sub-inflammation, dont la muqueuse gastrique est le siége.

Quoi qu'il en soit, cette maladie, extrêmement tenace et qui a résisté à toutes sortes de moyens : révulsifs, alcalins, opium, eaux de Plombières, etc., etc., a déterminé, non-seulement un amaigrissement très-prononcé et de l'atonie des voies digestives, mais encore de la *mélancolie, et une espèce de découragement et de tristesse que je ne puis plus combattre.* Je suis convaincu que l'hydrothérapie, dirigée avec votre habileté et votre sagacité, à moi connues, pourrait modifier profondément l'organisme, et amener un résultat heureux. Je conseille donc fortement à M. B... de s'adresser à vous, et de suivre le traitement que vous lui prescrirez.

Agréez, etc. VIARD.

Le 23 juillet, M. B. s'installait à Plessis-Lalande, où l'on recueillait les renseignements suivants :

OBS. VIII. — *Gastralgie, dyspepsie, gastro-entéralgie, gastrite (?). Constipation, anorexie, amaigrissement. Traitement antiphlogistique, antigastralgique, eaux de Plombières, etc. etc. — Consultations des docteurs Dugast, Lhéritier et Viard. — Hypocondrie, mélancolie, nosomanie. Congestion chronique du foie. — Traitement hydrothérapique méthodique. Guérison.*

M. B... est âgé de 53 ans, d'une taille élevée; le développement relativement considérable du système artériel indique un tempérament primitivement et foncièrement sanguin ; mais il n'en reste plus de trace, le malade étant aujourd'hui profondément anémique et présentant les caractères de l'état organique que l'on appelait jadis le tempérament bilieux. Le malade, qui est très-expansif, sur tout autre sujet, est extrêmement laconique en ce qui concerne la maladie qui l'a fait souffrir *depuis trente-trois ans*. Interrogé sur les symptômes et le traitement qu'on leur avait opposé, il répond invariablement par ces mots expressifs : « Mon Dieu, c'est bien simple, *médication antiphlogistique, régime débilitant.* » En effet, ces deux agents jouent un grand rôle dans la maladie de M. B..., à tel point qu'on peut bien se demander si, au lieu d'être le remède, « la médication antiphlogistique et le régime débililant, » n'ont pas été les causes premières et ultimes de tant de souffrances. Quoi qu'il en soit, voici un résumé très-succinct de l'historique du cas.

M. B... n'a pas eu de maladies graves pendant l'enfance, et n'a fait d'excès d'aucun genre pendant l'adolescence.

A vingt et un ans, M. B... est atteint d'une *gastrite aiguë* qui éclate subitement, sans cause appréciable. « *Médication antiphlogistique* » sous la forme de 15 ou 20 sangsues à l'épigastre. On renouvelle cette application de sangsues trois fois, à des intervalles plus ou moins rapprochés, et l'on soumet le malade au « *régime débilitant ;* » bains tièdes, et comme aliments, rien que du laitage. Cependant la gastrite (?) persiste sous une forme assez vive pendant 5 à 6 mois. Sur ces entrefaites, le malade se présente pour tirer à la conscription ; on le réforme d'emblée et sans examen, « *rien qu'en le voyant.* »

Le canal digestif tombe dans un état d'atonie presque complète ; il y a dyspepsie et constipation chroniques. Le malade ne va plus à la garde-robe qu'à force de lavements. Outre la constipation et les douleurs gastriques, il y a souvent des douleurs intestinales. Cet état de choses dure, avec quelques vicissitudes de mieux et de pis, depuis 1837 jusqu'en 1866.

Le malade est devenu profondément hypocondriaque, et présente tous les caractères de cet état morbide.

Depuis le mois de janvier jusqu'au mois d'avril 1866, M. B... est en proie à une *entérite aiguë* (?), qu'on traite encore par la « *médication antiphlogistique* »; sangsues à l'anus et au périnée : résultat nul.

Au mois d'avril, le malade consulte le docteur Dugast (de Dijon), lequel rédige la consultation qu'on va lire :

« Entéralgie avec alternative de constipation et de diarrhée; douleur péri-ombilicale pendant la nuit et rectale pendant le jour. Exploration abdominale et rectale normale.

« J'ai l'honneur de conseiller le traitement qui suit :

« Une demi-heure avant les trois repas, boire un mélange d'une demi-cuillerée à bouche de sirop d'écorces d'oranges amères, et de trois cuillerées à bouche environ d'eau dans laquelle on aura fait macérer à froid une pincée de copeaux de *quassia amara.*

« Se nourrir d'aliments de facile digestion, et manger avec lenteur, de manière à ce que la mastication soit très-complète.

« Lorsqu'il y aura diarrhée, préférer les viandes noires grillées et rôties, les œufs et les plats sucrés; mais, en cas de constipation, leur associer des légumes herbacés ou pulpeux.

« A chacun des trois repas, prendre une forte cuillerée à café de charbon de Belloc, en mêlant à chacune d'elles, en cas de diarrhée, un gramme de sous-azotate de bismuth très-pur.

« Boire aux repas un mélange d'un tiers de vin vieux

rouge, et de deux tiers d'eau naturelle de Vals (source Rigolette).

« Dans l'intervalle des repas, sucer six pastilles bismutho-magnésiennes Paterson.

« Une heure avant le premier ou le dernier repas, prendre en lavement qui sera conservé, une forte demi-verrée de décoction de racine de guimauve, à laquelle on ajoutera cinq à six gouttes de laudanum, s'il y a diarrhée. Enduire la canule à lavement avec l'onguent populéum.

« Éviter les longues marches et toute fatigue des membres inférieurs.

« Dijon, le 16 avril, 1866.

Signé : DUGAST,
D. M. P.

Ce traitement n'ayant produit aucune amélioration, le malade se rend aux eaux de Plombières, où il fait une station de 21 jours. Pendant ce traitement, l'entérite ou l'entéralgie se calme, disparaît, et M. B... s'en retourne chez lui assez bien portant. Vers la fin de 1866, des furoncles successifs se développent pendant 3 mois.

L'année 1867 se passe sans beaucoup de souffrances.

Au commencement de l'année 1868, depuis le mois de janvier jusqu'au mois de juin, M. B... éprouvait des douleurs, ou plutôt des fourmillements dans les jambes, et, à la plante des pieds, une sensation de froid très-désagréable lorsqu'il était levé, et une sensation de chaleur également désagréable lorsqu'il était couché. Les deux membres étaient atteints au même degré. Le malade éprouvait une vive répugnance pour le mouvement, il évitait la marche et la promenade. Son médecin prononce que l'affection nerveuse de l'estomac et des intestins est descendue dans les jambes, et il conseille à M. B... de faire une nouvelle saison à Plombières.

M. B... se rend donc une seconde fois à cette station balnéaire au mois de juin 1868. Sous l'influence du traitement, les douleurs dans les jambes cessent, mais les douleurs dans l'estomac et les intestins recommencent de plus belle, et durent sans intermission jusqu'à l'arrivée du malade à Plessis-Lalande, au mois de juillet 1869. Ces douleurs se font sentir à l'abdomen, à l'épigastre, et transversalement sous la partie inférieure du sternum. Depuis son séjour à Plombières, le malade a la bouche sèche, la langue pâteuse ; il y a des borborygmes et des renvois gazeux continuels, « même le matin à jeun. » Appétit à peu près nul, dégoût pour toutes sortes d'aliments, constipation opiniâtre.

Pendant ce second séjour du malade à Plombières, les fourmillements ou douleurs dans les jambes contre lesquels l'usage de ces eaux lui avait été prescrit, et qu'il ressentait encore en arrivant, disparaissent ; mais en même temps, ou bientôt après, des gastralgies très-violentes se déclarent, et M. B... quitte Plombières plus malade qu'il n'était venu. Au moment de son départ, il consulte le docteur Lhéritier, qui rédige la consultation suivante :

« Je conseille à M. B... :

1° De s'abstenir de bains pendant six semaines.

2° Dans six semaines, si le mal de l'estomac et des entrailles persiste, on prendra une des prises suivantes :

R. Poudre de calamus aromaticus.
— d'écorce de Winter.
— de racine de Colombo.
ââ 0,20 c.

« Pour une prise, en faire trente semblables, et en faire usage dix à quinze jours par mois.

3° Si, toujours dans six semaines, les mêmes troubles persistaient, il serait bon de se faire verser, chaque matin en sortant du lit, un seau d'eau chaude sur les épaules ; puis, après s'être essuyé, on se ferait frictionner avec un gant de crin ou avec une flanelle trempée dans de l'eau salée.

4° Le régime doit être absolu, et se composer particulièrement de viandes rôties ou grillées : bœuf, poulet, gibier, œufs, riz de veau, cervelles ; s'abstenir de légumes secs ; manger du pain rassis de préférence ; boire de l'eau et du vin au quart ou au cinquième ; huit jours par mois on fera bien de prendre aux repas un peu d'eau minérale de Sultzbach ou de Saint-Alban.

« *Signé* : J. LHÉRITIER. »

Mais les gastralgies persistent et le malade consulte le docteur Viard, dont voici l'ordonnance :

« 1° Prendre avant le déjeuner et le dîner un paquet de la poudre suivante :

| R. | Sous-nitrate de bismuth | āā 3 grammes. |
|---|---|---|
| | Magnésie calcinée | |
| | Opium brut. . . . . . | 0,08 centigr. |

« F. s. a 24 doses.

« 2° Faire usage d'eau de Saint-Galmier, aux repas.

« 3° Frictions matin et soir, sur les deux jambes avec 6 gouttes d'huile de croton tiglium, jusqu'à éruption complète.

« 4° Dans l'intervalle des repas prendre de temps en temps une infusion de badiane.

« 2 août 1868. « *Signé* : C. VIARD. »

Le 5 mai 1869, M. B... s'adresse de nouveau au docteur Dugast, dont voici la consultation :

« Je conseille à M. B... d'opposer à la gastralgie, qui traduit actuellement son rhumatisme nerveux, les moyens qui suivent :

« Au début de chacun de ses repas prendre une forte cuillerée à café de charbon de Belloc, et, si après 10 jours il n'y a pas d'amélioration, prendre une seconde cuillerée à café de charbon de Belloc à la fin du premier repas, et de 5 jours en 5 jours recourir à cette répétition à la fin de chacun des autres repas.

« Persévérer dans l'alimentation tonique et non stimulante déjà adoptée, et faire usage de l'eau minérale naturelle d'Allet, mêlée à 1/4 de vin rouge de Bordeaux.

« Prendre chaque jour avant l'un des repas, un lavement entier à l'eau froide.

« Une heure environ avant le deuxième ou le troisième repas, pratiquer une lotion hydrothérapique générale, avec les conditions indiquées de vive voix.

« Durant la nuit conserver sur le creux de l'estomac ou plutôt vis-à-vis le point douloureux, un emplâtre de thériaque de 8 centim. de diamètre, qu'on maintiendra avec des bandelettes de sparadrap.

« Se distraire et s'exposer à un air tempéré.

Eviter tout travail et même toute occupation intellectuelle pendant l'heure qui suivra chaque repas.

« Dugast, D. M. P. »

Tous ces moyens restent sans effet, et M. B... est en proie à une mélancolie qui augmente considérablement ses souffrances ; sa porte reste close, même aux amis intimes, devenus maintenant importuns, le malade s'enferme et cache ses douleurs dans le silence et la solitude.

M. B..., qui a déjà consulté une vingtaine de praticiens, tous d'accord sur la marche suivie jusqu'ici, se rend alors aux conseils de M. Viard, et se décide à faire de l'*hydrothérapie méthodique*, aussitôt que le beau temps le permettra. Il arrive à Plessis-Lalande le 23 juillet 1868.

*État actuel.* — En ce qui concerne les voies digestives, il n'y a presque rien à ajouter aux symptômes déjà décrits.

Bouche sèche, langue pâteuse, anorexie, gastralgies, entéralgies; constipation chronique très-intense et opiniâtre. Pas d'hémorrhoïdes.

Le malade accuse une légère sciatique droite qui paraît de temps en temps depuis 15 ou 20 ans, et qui s'irradie parfois vers l'articulation sacro-coccygienne du même côté. On l'a traitée par des vésicatoires.

Légère congestion céphalique. Le malade accuse un bruissement dans la tête. Ce phénomène lui paraît avoir son siége immédiatement sous le cuir chevelu. Sommeil bon; pas de tintement d'oreilles.

Maigreur extrême. Les muscles sont littéralement réduits à leur plus simple expression; il n'en reste, pour ainsi dire, que des traces. Cependant le système artériel est bien développé, et le cœur fonctionne énergiquement et normalement.

Rien aux poumons, ni à la rate, ni aux reins; les urines ne contiennent ni albumine, ni sucre.

Ainsi que nous l'avons dit, l'*état hypocondriaque* a pris des proportions inquiétantes. Le malade est triste, inquiet, agité; il fuit la société et redoute l'isolement; sa femme, qui l'accompagne, n'ose pas le laisser seul un moment.

En présence d'un pareil ensemble de phénomènes morbides, le diagnostic était indiqué *a priori;* M. Fleury déclare qu'il se rattache très-probablement à une congestion hépatique chronique, et l'exploration de l'abdomen justifie son dire.

*Le foie dépasse le rebord costal de 12 centimètres et la ligne médiane de 7.*

*Traitement.* — Le malade est très-faible, très-impressionnable, très-préoccupé de sa maladie et du traitement qu'il va subir. Il faut donc procéder avec prudence et graduation. Il ne reçoit d'abord qu'une douche générale en pluie de 10 secondes; au bout de quelques jours on lui associe la douche en éventail, et peu de temps après, le malade est soumis au traitement habituel et méthodique de la congestion du foie : *Douche générale en pluie et en jet de* 30 *secondes; douche hépatique.*

Sous l'influence du traitement, c'est l'état intellectuel et moral du malade qui se modifie tout d'abord et rapidement. A la fin de la première quinzaine, M. B... est plein d'entrain, de courage et d'espérance; *il sent qu'il trouvera la guérison à Plessis-Lalande*, et sa femme le quitte, sans inquiétude et sans scrupule, pour aller vaquer aux soins de son ménage.

Bientôt les *crises gastralgiques* disparaissent. M. B., qui mangeait 5, 6 ou 8 fois par jour, commence à régulariser son régime, et le 9 septembre, il adopte l'ordinaire de la maison.

Sous l'influence de l'eau froide, d'une alimentation régulière, de l'exercice musculaire, de la gymnastique, le sang se reconstitue, le teint devient vermeil et blanc, les muscles et les forces se développent, les fonctions se régularisent, la constipation disparaît.

Inutile de dire que le volume du foie subissait une diminution graduelle, en rapport direct avec l'amoindrissement des phénomènes morbides.

Le 10 octobre, le foie reprend définitivement ses limites normales, et le 15 novembre M. B... quitte Plessis-Lalande. (*Obs. recueillie par M. Stalker.*)

Cette observation, mon cher Pidoux, met en

lumière trois faits sur lesquels j'appelle votre attention.

Elle établit péremptoirement la relation de cause à effet entre la congestion du foie, d'une part, les troubles digestifs et *cérébraux*, de l'autre.

Tant que la médication est exclusivement dirigée contre la gastrite (?), la dyspepsie, la gastro-entéralgie, tous les moyens mis en usage restent sans effet ; la maladie progresse et se complique d'un état mental grave. Aussitôt que la médication s'adresse directement au foie, l'amélioration commence ; elle se développe graduellement à mesure que l'organe diminue, et tous les phénomènes morbides disparaissent aussitôt que le foie a repris définitivement ses limites normales.

Elle constate, une fois de plus, l'inefficacité absolue de la thérapeutique usuelle contre la congestion hépatique.

Enfin, elle prouve l'efficacité spécifique de l'hydrothérapie méthodique. — *Quod erat demonstrandum.*

Encore un fait, pour en finir avec ce deuxième groupe, à l'appui duquel j'ai déjà publié un si grand nombre d'observations péremptoires dans le *Mémoire sur la congestion chronique du foie* et dans le *Traité d'hydrothérapie* de 1866. — Ici, c'est la *forme vertigineuse* que nous allons voir prédominer.

OBS. IX. — *Travaux intellectuels excessifs; vives préoccupations morales; abus du tabac et de l'eau-de-vie; dyspepsie; amaigrissement progressif. — Vertiges, céphalalgies, incertitude dans la marche; incapacité absolue de travail; impuissance génésique. — Congestion chronique du foie. — Traitement hydrothérapique méthodique — Guérison.*

M. X... est âgé de 37 ans; il est d'une taille élevée, d'une constitution athlétique, d'un tempérament sanguin. Il n'a jamais fait aucune maladie grave, et, jusqu'au début de l'affection actuelle, il a été considéré comme un modèle de force et de santé.

M. X..., qui est à la tête d'une grande industrie, a déployé dans la gestion de ses affaires une intelligence, une activité et une énergie exceptionnelles, et le succès a, pendant plusieurs années, couronné ses efforts; mais les traités de commerce qui, à l'heure présente, soulèvent de si vifs débats et provoquent de si légitimes réclamations, sont venus modifier sa situation d'une manière funeste.

Pour se mettre en mesure de soutenir la concurrence anglaise, il a fallu inventer des procédés nouveaux et plus économiques, diminuer les frais généraux, etc.; mais, malgré toutes ces combinaisons laborieuses, chaque année se solde par un déficit considérable. Alors, aux excès de travail, d'efforts intellectuels, viennent se joindre des préoccupations morales, des inquiétudes, des craintes.

Pour se distraire d'abord, et ensuite machinalement, pour ainsi dire, M. X..., qui est fumeur depuis son enfance, augmente progressivement le nombre des citoyens qu'il consume chaque jour, et finit par arriver au chiffre de douze à quinze, sans compter un nombre plus ou moins considérable de cigarettes.

Bientôt, l'appétit diminue, la digestion devient laborieuse, le sommeil se perd, les forces musculaires et intellectuelles s'affaiblissent, et M. X... sent le besoin de « *se fortifier.* » Il s'adresse au prétendu tonique par excellence : *au vin!* Les meilleurs crus de Bordeaux restent inefficaces et les bourgognes ne sont pas plus heureux; alors l'eau-de-vie entre en scène, et M. X... en arrive à ce point que, pendant les repas, en guise de vin pur ou d'eau rougie, il ne boit plus que du cognac pur ! !

Le résultat est loin de répondre aux espérances de M. X... La dyspepsie est plus intense que jamais, l'anorexie est complète, le dégoût pour les viandes insurmontable; le teint devient pâle, blafard; les forces diminuent chaque jour; le malade maigrit, et bientôt apparaissent des phénomènes qui deviennent le caractère dominant de la maladie : ce sont des vertiges fréquents, accompagnés d'une violente douleur au sommet de la tête; ces vertiges ont lieu plusieurs fois dans la journée : tantôt en l'absence de toute cause déterminante appréciable, tantôt, et le plus souvent, sous l'influence d'un travail intellectuel plus actif, d'une préoccupation morale plus vive, de la station debout, d'une digestion laborieuse.

M. X..., fort inquiet de ce nouveau symptôme, consulte plusieurs médecins choisis parmi les praticiens les plus éminents de Paris. Les uns rattachent tous les accidents à une *dyspepsie nerveuse*, et conseillent le quinquina, les amers, le bismuth, le charbon, etc. Les autres diagnostiquent une *affection cérébrale* au début, et prescrivent des applications de sangsues et un séton à la nuque.

Avant d'en venir à ces moyens extrêmes et après avoir épuisé sans résultats la liste des antigastralgiques, des antidyspeptiques, M. X... vient me consulter.

Je constate une anémie profonde; de l'amaigrissement; une asthénie générale, qui rend tout travail musculaire ou intellectuel absolument impossible; le malade ne peut rester debout au delà de quelques minutes; la marche est mal assurée, titubante; les vertiges sont incessants, les puissances génitales entièrement abolies.

D'après les renseignements fournis, ma première pensée fut que j'avais affaire, en effet, à une affection cérébrale; mais en procédant à l'examen méthodique du malade je trouve que le foie déborde le rebord costal de 13 centim., et la ligne médiane de 7, tous les autres organes ne présentant aucune lésion appréciable.

Dès lors tout m'est expliqué; j'affirme à M. X... que sous l'influence d'un ensemble de causes qui ne sont que trop manifestes, il s'est développé chez lui une congestion chronique du foie, et je n'hésite pas à lui promettre la guérison.

Ce diagnostic l'étonne singulièrement, « aucun des « nombreux médecins qu'il a consultés ne lui ayant « parlé du foie; — toutefois, ajoute-t-il, je dois avouer « *qu'aucun d'eux n'a exploré cet organe comme vous* « *venez de le faire.* »

Le traitement méthodique est immédiatement commencé et produit ses résultats habituels. Le foie diminue graduellement de volume et en même temps l'appétit renaît et se régularise, les digestions deviennent meilleures, le sang se reconstitue, les vertiges sont moins fréquents et moins intenses.

Bref, le 20 septembre, M. X... quitte Plessis-Lalande dans un état de santé florissant, le foie ayant repris depuis un mois ses limites physiologiques.

Pour moi, et pour l'hydrothérapie méthodique, mon cher Pidoux, cette observation est vulgaire; mais avouez que pour la thérapeutique usuelle et pour un trop grand nombre de confrères, elle a une signification et une valeur qu'on ne saurait contester.

Je l'affirme : l'hydrothérapie — et je veux dire *l'hydrothérapie méthodique* — pouvait *seule* guérir M. X.., mais elle ne le pouvait qu'à la condition d'être administrée suivant des formules, des règles nettement déterminées, et déduites d'une connaissance exacte de la véritable nature de la maladie, c'est-à-dire d'un bon diagnostic préalable.

Ai-je besoin de vous dire quel eût été le résultat produit par des *applications de sangsues* et un *séton à la nuque?*

Admettons maintenant que le véritable diagnostic ait été posé. Voulez-vous me dire quel est, dans votre *Traité de matière médicale,* le médicament, la médication capables de faire justice de cette grave maladie ?

Ne cherchez pas, car, malgré la parole de l'Écriture, vous ne trouveriez pas. Avouez, tout simplement, que dans la prochaine édition de votre *Traité de thérapeutique,* il sera bon d'accorder à l'hydrothérapie scientifique — et non à celle de Priessnitz et de Schedel — une place plus large et plus convenable.

Avant d'aborder notre troisième groupe, où nous aurons à discuter d'importantes questions de physiologie pathogénique et de physiologie curative, je veux, mon cher Pidoux, placer sous vos yeux, à titre de transition, l'histoire d'un état morbide fort complexe, dans le traitement duquel s'est révélée, d'une façon bien remarquable, l'action multiple de l'hydrothérapie.

Le 20 juillet 1869, M. P. venait à Plessis-Lalande et me remettait la consultation suivante, signée de mon éminent confrère et ami le docteur Noël Gueneau de Mussy.

*Congestion du foie; dyspepsie; vertiges; stomatite aphtheuse et angine granuleuse; éruption d'acné et d'eczéma; hémorrhoïdes non fluentes.*

J'engage M. P. à se rendre à Plessis-Lalande pour y subir un traitement hydrothérapique méthodique.

1er juillet 1869. N. GUENEAU DE MUSSY.

Le même jour, M. P. prenait domicile dans l'Établissement, où l'on recueillait les renseignements suivants :

OBS. X. — *Fièvre cérébrale (?), frayeur vive, céphalalgie, convulsions épileptiformes, syphilis constitutionnelle, diarrhée chronique, — dyspepsie, constipation, vomissements, douleurs hépatiques, congestion du foie, angine granuleuse et ulcéreuse. — Traitement hydrothérapique. — Guérison.*

M. P., âgé de 29 ans, de taille moyenne, de tempérament lymphatique, est sujet à des maux de tête depuis son enfance. Son père, sa mère et sa sœur aînée sont également sujets aux céphalalgies.

En 1855 M. P. a eu une fièvre cérébrale (?). Le malade qui avait alors quinze ans ne se rappelle distinctement rien de ce qui lui est arrivé en cette circonstance ; mais il a un vague souvenir qu'on lui a mis de la glace sur la tête.

En 1861, une frayeur causée par un accident de

chasse dans lequel il a manqué de tuer un de ses frères, plongea M. P. dans une fièvre ardente, qui l'a retenu au lit pendant plusieurs semaines. A sa première sortie le malade prend froid, et rentre chez lui avec une céphalalgie intense. En ce moment, et comme suite de cette céphalalgie qu'on regarda comme une névralgie, le malade eut pour la première fois des convulsions épileptiformes très-violentes. On appela trois ou quatre médecins en consultation. M. P... ne se rappelle pas quel traitement il a suivi, mais les convulsions ne revinrent plus que très-rarement pendant les deux ou trois années suivantes. Les maux de tête continuaient toujours à se montrer de temps en temps, mais ils ne coïncidaient jamais avec les convulsions. A cette époque les convulsions n'étaient jamais précédées des douleurs qui les annoncent et les accompagnent actuellement, depuis 1865.

En 1864, M. P... est allé en Chine, où, après un séjour de quelques mois, il contracta la syphilis. Cette maladie, souvent très-virulente aux colonies, présenta dans l'espèce une violence exceptionnelle. M. P... resta au lit, dans un état assez grave, pendant deux mois. Un traitement énergique fut institué par les médecins de la marine française, qui se succédaient à la station qu'habitait M. P... « La verge était toute couverte d'ulcères, dit M. P..., un bubon suppurait dans l'aine gauche, et une forte diarrhée vint compliquer la situation. » Ce dernier symptôme persista pendant un mois, et durant tout ce temps le malade ne dormait point. Les symptômes secondaires ne tardèrent pas à paraître, et concentrèrent toute leur intensité sur la région céphalique. Ulcérations à la gorge, à la langue, aux lèvres, à la face, au cuir chevelu, « toute la tête n'était qu'une plaie, » écoulement de pus par les oreilles.

Au bout de quelques mois, et grâce aux soins des

médecins précités, M. P... entra en convalescence. Pour hâter son entière guérison, il quitte la Chine et passe dans l'Archipel Japonais, pour jouir du climat bienfaisant de ces îles.

Bientôt après son arrivée dans ce pays, M. P., étant à bord d'un navire, tombe d'une échelle, et se fait une blessure à la partie antérieure et moyenne de la jambe droite (à la crête du tibia). Cette blessure se transforme bientôt en une plaie suppurante d'une cicatrisation lente et difficile. Enfin, au bout de deux ou trois mois, la plaie se ferme, et il n'en reste aujourd'hui que la trace — une dépression ovalaire horizontale, d'une dimension de 3 centimètres sur 2, et d'une couleur violacée. Le malade appelle cette plaie « *une nouvelle maladie vénérienne.* » C'était probablement une de ces ulcérations qui surviennent vers la fin de la période secondaire ou le commencement de la période tertiaire de la syphilis, et qui remplacent ou suivent l'ecthyma. Dans l'espèce, la contusion à la jambe avait servi de cause déterminante. M. P. a continué d'habiter le Japon pendant quatre ans jusqu'au mois d'avril 1869. Durant les trois dernières années il jouissait d'une bonne santé, à l'exception d'une blennorrhagie qui a duré pendant les six mois de l'avant-dernière année de son séjour au Japon. Pendant ces quatre ans le malade n'a pas eu de convulsions, mais les maux de tête héréditaires se montraient toujours par intervalles.

Un détail que le malade a toujours regardé comme peu important, c'est que depuis deux ans il a des tumeurs hémorroïdales à l'anus. Ces tumeurs sont douloureuses de temps en temps, selon que le malade est, ou n'est pas constipé.

Il y a neuf mois, c'est-à-dire au mois de janvier 1869, le malade commençait à avoir, outre les maux de tête, des indigestions, des vomissements tous les dix ou quinze jours. Les indigestions et les maux de tête précédaient et accompagnaient les vomissements, mais ne les suivaient jamais. Constipation depuis la même époque. Les douleurs tout le long du gros intestin augmentant avec la constipation. Appétit irrégulier, tantôt vorace, tantôt nul. Pas de renvois acides ni gazeux. Le malade accuse des douleurs qui correspondent à la région du foie; elles sont aigués, lancinantes, pas très-fortes. Décubitus sur le côté droit impossible à cause de ces douleurs. Pas d'hypocondrie.

Au mois de juin 1869, M. P... a consulté le docteur Panas, qui lui prescrit un traitement mercuriel et ioduré, et une saison à Vichy. M. P... n'a pas suivi ce traitement, et a consulté successivement, dans l'espace d'un mois, les docteurs Noël Gueneau de Mussy (de Paris), Vio Bonato et Henry Gueneau de Mussy (de Londres), lesquels ont tous prescrit l'hydrothérapie. M. P... n'a pas suivi les conseils de ces praticiens assez longtemps pour en retirer quelque utilité; il reconnaît cependant que la préparation aux acides nitrique et chlorhydrique de Henry Gueneau de Mussy (de Londres) lui a été de quelque utilité.

*Etat actuel.* — Il existe encore, aux lèvres et à la langue, des ulcérations de nature syphilitique. Les douleurs céphaliques, qui n'ont point de caractère nocturne, se font sentir au front et aux tempes.

Les convulsions, qui se manifestent assez fréquemment, mais irrégulièrement, consistent en un seul mouvement spasmodique qui projette le corps en arrière; ce mouvement est immédiatement précédé et accompagné d'une douleur aiguë, lancinante, mais de courte durée, dans telle ou telle partie du corps, tantôt le bras, tantôt la jambe, tantôt les espaces intercostaux, etc.

Les symptômes dyspeptiques sont à leur summum d'intensité.

La pharyngite est non-seulement granuleuse, mais déjà ulcéreuse; tout le pharynx est rouge foncé, arborisé, parsemé de granulations grisâtres et d'ulcérations de formes irrégulières, plus ou moins profondes, sécrétant un liquide semi-purulent.

L'état général est profondément atteint : anémie, amaigrissement, asthénie générale.

Les éruptions cutanées sont, à l'heure qu'il est, peu étendues et ne présentent pas de caractères spécifiques.

Les poumons, le cœur, l'estomac, la rate, les intestins, les reins, ne présentent aucune lésion appréciable; mais le volume du foie est notablement augmenté; l'organe dépasse le rebord costal de 11 centimètres et la ligne médiane de 7 centimètres.

*Traitement.* — M. Fleury commence par interdire d'une manière absolue l'usage du tabac à M. P..., lequel fume habituellement de 10 à 12 cigares par jour.

Douches générales reconstitutives, douches résolutives hépatiques, bains de pied à eau courante, douches pulvérisées à l'eau iodée; une inhalation de dix minutes chaque jour.

L'action de ce traitement a été des plus remarquables. La diminution du volume du foie, l'amoindrissement des phénomènes dyspeptiques et la reconstitution ont marché simultanément et progressivement.

Puis ont disparu les céphalalgies et les convulsions.

Enfin les ulcérations se sont cicatrisées, et le pharynx est revenu à son état normal.

Le 20 septembre, M. P... quitte Plessis-Lalande dans un état de santé satisfaisant, présentant l'un des plus beaux et des plus rapides exemples de guérison qu'ait fournies l'hydrothérapie. (Observ. recueillie par M. Stalker.)

Il est incontestable qu'à l'*action résolutive* des douches hépatiques appartient une grande part dans la guérison de M. P... ; en ramenant le foie à ses limites physiologiques, elle a fait justice des phénomènes dyspeptiques et contribué, par conséquent, à reconstituer l'état général ; mais c'est évidement aux *actions révulsive et régulatrice* de l'eau froide qu'il faut attribuer la disparition des céphalalgies et des convulsions épileptiformes, et, à ce point de vue, je ne saurais assez engager les médecins à expérimenter, dans le traitement de l'épilepsie, l'hydrothérapie méthodique, c'est-à-dire celle dont j'ai tracé les règles, celle que vient d'appliquer avec succès M. Decaisne en se conformant à mes préceptes, et non l'hydrothérapie fantaisiste de quelques médecins.

L'influence de l'hydrothérapie sur les manifestations syphilitiques mérite également d'être notée. Il y a quinze ans que j'engage mes confrères d'appliquer l'hydrothérapie scientifique au traitement de la vérole constitutionnelle; il y a quinze ans que j'adjure mon ami Ricord d'étudier cette question avec l'autorité qui lui appartient, mais... *non est hic locus;* nous résumerons prochainement l'histoire contemporaine de la syphilis, et c'est alors que nous traiterons, avec tous les développements voulus, l'un des sujets les plus vastes et les plus importants de l'hygiène, de la pathologie et de la thérapeutique.

Un dernier mot en ce qui concerne l'angine granuleuse et ulcéreuse dont M. P... était atteint, et dont il a été complétement guéri.

L'on sait, et c'est Gueneau de Mussy lui-même qui l'a démontré mieux que personne, combien cette affection est rebelle, avec quelle ténacité elle résiste à toutes les ressources de la thérapeutique usuelle, et l'on ne s'en étonne point, lorsque l'on réfléchit que dans la majorité des cas elle est, non une affection locale, mais la manifestation d'un état diathésique, constitutionnel.

Eh bien, tous ceux qui sont suffisamment initiés à la théorie des actions physiologiques et thérapeutiques de l'hydrothérapie, comprendront sans peine que les douches froides générales et les douches révulsives dirigées sur le cou (douches en éventail) doivent fournir au traitement de l'angine granuleuse et ulcéreuse le plus puissant et le plus efficace de ses agents. Il en est ainsi, en effet, et je n'ai vu qu'un très-petit nombre de cas résister à cette médication méthodiquement appliquée.

Au début de ma pratique hydrothérapique j'associais à l'eau froide les divers topiques successivement préconisés (*alun*, *tannin*, *calome.*, *bichlorure de mercure*, *nitrate d'argent*, *teinture d'iode*, *etc.*), mais j'avais fini par y renoncer, en raison de leur impuissance.

Depuis les travaux de Sales-Girons et les expériences de Demarquay, j'ai de nouveau expérimenté les substances précitées, non plus sous forme d'insufflation ou d'application directe, mais au moyen de la *pulvérisation*, et je dois dire que dès ce moment j'en ai obtenu les résultats les plus satisfaisants.

Il est évident, pour moi, que le procédé opératoire exerce ici une influence prépondérante. La pulvérisation produit un contact, une pénétration plus intimes et, pour ainsi dire, une combinaison moléculaire qui augmentent singulièrement l'action du médicament. Je l'ai déjà dit — et je me plais à le répéter — en ce qui concerne les maladies du pharynx et du larynx, Sales-Girons a rendu à la thérapeutique un grand service, et il est fâcheux que la pulvérisation ne soit pas méthodiquement expérimentée sur une large échelle.

Quoi qu'il en soit, vous voyez, mon cher Pidoux, que c'est à des titres divers et multiples que l'hydrothérapie scientifique a le droit d'occuper une large place dans la prochaine édition de votre *Traité de thérapeutique*.

Nous voici en présence de ces congestions sanguines du foie qui peuvent se terminer par la guérison ou par la mort, après avoir donné lieu « *à la plupart des symptômes qui marquent ordinairement les plus graves dégénérations du foie*, » et ici se présente, tout d'abord, une question de diagnostic qu'il importe d'établir nettement.

Est-il toujours possible, pendant la vie, de distinguer la simple hypérémie chronique du foie des graves dégénérations dont elle peut présenter *la plupart des symptômes?*

Nous n'hésitons pas à répondre : NON.

Laissons de côté l'hépatite, la cirrhose, le foie gras, les kystes, dont le diagnostic différentiel est presque toujours facile, et repose sur des considérations qui sont suffisamment connues, mais occupons-nous des *calculs hépatiques* et du *cancer du foie.*

CALCULS BILIAIRES. — Le tableau suivant indique les caractères différentiels qui, dans la grande majorité des cas, séparent la congestion chronique du foie des calculs biliaires :

| CONGESTION. | CALCULS. |
| --- | --- |
| Volume du foie toujours notablement augmenté. | Volume du foie peu ou point augmenté. |
| Pas de vomissement et pas d'ictère. | Presque toujours ictère. |
| Peu ou pas de douleurs. | Douleurs plus ou moins vives et parfois atroces. |
| Marche lente, continue et régulièrement progressive de la maladie. | Marche intermittente, accès irréguliers, accompagnés de douleurs, de vomissements, d'ictère, etc, |
| Dyspepsie, amaigrissement, hypocondrie, impuissance génitale, etc., se manifestant dès le début, et se prononçant de plus en plus. | Pendant un temps plus ou moins long santé parfaite, pendant les intervalles des accès. |

Eh bien, malgré ces caractères si dissemblables, le diagnostic est parfois impossible, parce qu'aucun d'eux n'est constant et pathognomonique, de telle sorte qu'il est des cas dans lesquels l'on reste forcément dans l'incertitude, si l'expulsion constatée d'un calcul biliaire ne vient pas lever tous les doutes ; or l'on sait que des calculs de petite dimension peuvent être évacués sans que le malade et le médecin soient mis en demeure de le reconnaître.

J'ai traité et guéri plusieurs malades chez lesquels un calcul hépatique avait été diagnostiqué et avait motivé le pronostic le plus grave. Aucune expulsion n'ayant été constatée, je me suis demandé, avec mes confrères, si une expulsion avait eu lieu en se dérobant à nos investigations, ou s'il n'avait pas *existé* de calcul biliaire. Le problème est resté sans solution *certaine.*

Dans d'autres cas, moins nombreux, des malades considérés comme n'ayant qu'une congestion hépatique simple, n'ont été guéris qu'après l'expulsion d'un ou de plusieurs calculs, expulsion sur laquelle l'action des douches hépatiques n'a certainement pas été sans influence.

Voici des exemples qui justifient ces assertions :

OBS. XI. — *Dyspepsie. Une saison à Plombières. Douleurs intermittentes dans le flanc droit; ictère. Une saison à Carlsbad. — Persistance des accidents, vomissements bilieux. Coliques hépatiques* (?). *Une saison à Vichy. Cachexie vichyenne. — Constipation, mélancolie, impuissance génitale, coliques hépatiques* (?) *de plus en plus violentes. — Congestion du foie, traitement hydrothérapique. — Guérison, en l'absence d'une évacuation constatée de concrétions biliaires.*

**M.** le baron X. est âgé de 47 ans, d'une bonne constitution, d'un tempéramment sanguin. Il a toujours joui d'une excellente santé, et c'est seulement il y a cinq ans, en 1853, qu'il a senti que ses fonctions digestives se troublaient : digestions pénibles, laborieuses, distension épigastrique après les repas, gaz, etc.

M. X. mangeait beaucoup, buvait davantage et fumait plus encore. On lui conseilla de modifier son régime ; il le fit sans en ressentir aucun bon effet, et au mois de juin Rayer l'envoya à Plombières. Il en revint vers la fin de juillet, se croyant guéri, et il ne tarda pas à reprendre ses anciennes habitudes.

Au mois d'octobre, les accidents dyspeptiques se reproduisirent et furent accompagnés d'une douleur plus ou moins intense, de durée variable (depuis celle d'un simple élancement jusqu'à plusieurs heures), se montrant, à des intervalles irréguliers, dans le flanc droit. Lorsque la douleur était violente et persistait pendant plusieurs jours, le teint devenait jaunâtre, subictérique. Le malade maigrissait, dormait mal.

En juillet 1854 M. X. est envoyé par Trousseau à à Carlsbad ; mais ces eaux le fatiguent, lui donnent des maux de tête, le superpurgent, et, la *saison* faite, il revient à Paris fort mécontent.

Pendant un an les accidents dyspeptiques vont en s'aggravant ; il s'y joint une constipation opiniâtre ; les douleurs du flanc deviennent plus intenses, plus fréquentes. Au mois de février 1855 elles ont été très-violentes pendant huit jours et accompagnées de vomissements bilieux et d'ictère. Trousseau prononce les mots de *calcul hépatique* et le malade, naturellement pusillanime et très-préoccupé de sa santé, en conçoit de vives inquiétudes. Bientôt il tombe dans une véritable hypocondrie, et s'impose la dégoûtante obligation de délayer et de tamiser, chaque jour, les matières qu'il évacue.

Au mois de juin M. X... retourne chez Rayer, qui lui conseille Vichy, malgré la faiblesse, l'amaigrissement, l'anémie, l'asthénie, très-prononcés, que présente le malade.

Arrivé à Vichy, M. X... consulte successivement tous les médecins de la localité, qui, tous lui promettent la guérison. Rassuré et encouragé par ces assurances, le malade prend chaque jour son bain, et boit de l'eau de la Grande-Grille, d'abord, et ensuite de l'Hôpital.

M. X... est resté à Vichy six semaines, pendant lesquelles il a eu deux *accès*, caractérisés par la douleur hépatique, les vomissements bilieux, l'ictère, etc. Il n'y a ressenti aucune amélioration dans son état; tout au contraire, car il en est parti beaucoup plus faible et présentant tous les caractères de cet état général que l'illustre Lallemand a si justement désigné sous le nom de *cachexie vichyenne*.

L'hiver de 1855-1856 est fort mauvais. Le désordre des fonctions digestives, l'anémie, l'asthénie, la mélancolie, la constipation font d'incessants progrès ; la peau devient sèche, aride, brunâtre, parcheminée ; les organes génitaux sont frappés d'une impuissance absolue. Le malade cherche toujours son calcul biliaire, et ne le trouve pas. Il consulte successivement plusieurs médecins de Paris qui, justement préoccupés de l'état général, lui conseillent le fer, le quinquina, le vin, etc.

Au mois de mai 1856 éclate un accès plus violent que tous les précédents; les douleurs sont atroces, les vomissements bilieux abondants et très-pénibles, l'ictère intense ; le malade a de la fièvre et du délire ; cependant tout se calme sous l'influence d'un bain tiède prolongé, aucune concrétion n'ayant été évacuée.

Au mois de juin, M. de X... va consulter Bouillaud, qui, sans se prononcer sur la question de calcul hépatique, conseille l'hydrothérapie. Le 17, le malade vient à Bellevue, où je constate que le foie dépasse le rebord costal de 14 centim., et la ligne médiane de 9. L'examen le plus attentif ne me fait découvrir aucune autre lésion. Les urines sont peu abondantes et souvent chargées, mais elles ne contiennent ni albumine ni glycose.

Le malade est soumis au traitement habituel de la congestion chronique du foie.

Le 4 juillet, l'état général et celui des fonctions digestives étant déjà meilleurs, éclate un accès non moins violent que le précédent. Je n'hésite pas à le considérer comme une *colique hépatique ;* cependant *deux douches méthodiques suffisent pour faire justice de tous les accidents*, et cette circonstance rend mon diagnostic moins affirmatif.

30 *juillet.* — Nouvel accès, mais beaucoup moins violent ; deux douches en font encore justice. L'amélioration a fait de grands et rapides progrès.

Le 17 *septembre*, M. de X... quitte Bellevue, n'ayant plus eu d'accès et jouissant de l'intégrité la plus complète de toutes ses fonctions.

Cette observation, mon cher Pidoux, n'a pas été publiée, parce que je ne l'ai pas considérée comme suffisamment concluante. M. de X. aurait-il encore ou n'aurait-il plus *d'accès*, là était toute la question, et je n'étais pas en mesure d'y répondre.

Je ne pensais plus à M. de X., lorsqu'il y a quelques mois je l'ai rencontré à Paris, présentant tous les caractères de la santé la plus florissante, et j'appris alors que depuis son départ de Bellevue, c'est-à-dire *pendant treize ans*, il a continué à se porter parfaitement bien, *sans avoir constaté le moindre vestige de ses anciennes coliques hépa-*

*tiques*. La guérison a donc été complète et définitive.

Quel est votre diagnostic? — Avons-nous eu affaire — oui ou non — à un calcul hépatique? Si oui, ce calcul a donc échappé aux investigations les plus minutieuses? Si non, quelle est donc cette maladie hépatique à marche rémittente?

J'ai rapporté dans mon *Traité d'hydrothérapie* plusieurs Observations analogues (1); mais là les *accès* étaient *fébriles*, se rattachaient à une ancienne fièvre intermittente, et avaient été pris pour des hépatites aiguës.

L'été dernier, mon excellent confrère et ami Brongniart m'a adressé à Plessis-Lalande une malade qui, en sus d'un état morbide général et permanent caractérisé par de la dyspepsie, de l'anémie, de l'asthénie, des palpitations, etc., avait présenté, à plusieurs reprises et à intervalles variables, des *accès* présentant tous les symptômes des *coliques hépatiques*. Un calcul biliaire fut diagnostiqué, et vainement recherché dans les matières évacuées, avec un soin tout particulier, par Brongniart lui-même.

Au mois d'avril 1869, l'état morbide général devient tellement grave, que notre distingué confrère conseille l'hydrothérapie, malgré l'inefficacité antérieure de cette médication déjà appliquée ailleurs qu'à Plessis-Lalande, et Mme de X. vient à nous le 9 du même mois.

Anémie profonde, anorexie, dégoût pour les

(1) Obs. CXXIX, page 836. — Obs. CXXX, page 838.

aliments, dyspepsie, teint subictérique, palpitations; la malade est affaiblie à ce point qu'elle ne peut franchir à pied la courte distance qui la sépare de l'établissement. *Le foie dépasse le rebord costal de* 9 *centimètres.*

Pendant la durée du traitement hydrothérapique, les prodrômes habituels des accès se montrent à plusieurs reprises (*douleur vive dans l'hypocondre droit et dans l'épaule du même côté, ictère, nausées, etc.*), et la malade nous dit à chaque fois: « Mon cher docteur, je suis prise, et cette «fois-ci je n'y échapperai pas. » Mais chaque fois quelques douches font justice des accidents, et le 9 août Mme de X. quitte Plessis-Lalande, sans avoir eu un seul *accès*, et dans un état de santé générale satisfaisant.

J'ai revu la malade il y a un mois avec Brongniart; la santé s'est maintenue.

Ici encore, malgré toute votre habileté et toute votre expérience de clinicien, je crois, mon cher Pidoux, qu'il vous serait difficile de poser un diagnostic affirmatif.

Nous venons de voir des malades chez lesquels, après avoir observé, pendant plusieurs années, tous les symptômes rationnels qui indiquent la présence de calculs dans les voies biliaires, la guérison a été opérée par l'hydrothérapie sans que l'expulsion de la moindre concrétion ait pu être constatée. Les faits de ce genre sont fréquents.

L'observation suivante nous montrera, tout au

contraire, une malade chez laquelle la guérison n'a eu lieu qu'après l'expulsion d'un calcul volumineux, dont rien n'avait pu faire soupçonner l'existence.

OBS. XII. — *Dyspepsie, anemie, amaigrissement, oppression, palpitations, suppression de la menstruation, accidents hystériformes. — Traitements pharmaceutiques variés ; eaux de Plombières ; eaux de Vichy. Cachexie Vichyenne, aggravation de la maladie. — Congestion hépatique. — Hydrothérapie. Guerison apparente. — Expulsion d'un calcul biliaire. — Guérison radicale.*

Madame la marquise de D... est de petite taille, blonde, lymphatique, âgée de 32 ans. Réglée sans difficultés à 13 ans, mariée à 16, elle n'a pas eu d'enfants et a joui d'une santé excellente jusqu'à l'âge de 29 ans, malgré une existence traversée par beaucoup de preoccupations et de chagrins. En 1859, après une violente secousse morale, se montrent tous les symptômes d'un embarras gastrique, d'un état saburral; dix centigrammes d'émétique en font justice, mais depuis ce moment les organes digestifs ne fonctionnent plus aussi bien qu'auparavant. L'appétit est irrégulier, capricieux ; la digestion est parfois laborieuse, pénible, douloureuse, et bientôt se manifeste un commencement d'anémie marqué par la pâleur du teint et des muqueuses, des palpitations, de la faiblesse, etc.

Le médecin ordinaire de la malade, Monneret, prescrit les amers, le fer, le vin de quinquina, les viandes noires ; mais le fer produit de la constipation et des céphalalgies, les amers et le vin sont mal supportés par l'estomac, qui devient douloureux à la pression, en même temps que la langue s'effile et devient rouge à pointe.

Le traitement est alors complétement modifié, et

l'on prescrit les viandes blanches, les légumes, le lait; et au bout de quinze jours les symptômes aigus disparaissent; mais la dyspepsie persiste et l'anémie fait d'incessants progrès. Au mois de juillet la malade est envoyée à Plombières, mais ces eaux restent complétement inefficaces.

Au mois de septembre madame de D... se rend à sa campagne, près Paris; elle y éprouve un peu de soulagement et y reste jusqu'au 16 novembre. L'hiver ramène et exaspère tous les anciens accidents, et Monneret épuise, sans aucun succès, toutes les ressources pharmaceutiques : bismuth, gouttes noires, pepsine, vésicatoire épigastrique, etc.

Au mois de juin 1860, Rayer est consulté, et madame de D... est envoyée à Vichy, où elle reçoit les soins du docteur Alquié et où elle suit un traitement complet (bains et boisson) pendant *deux mois*. Elle n'éprouve aucun soulagement, mais Alquié lui promet une prochaine guérison, déterminée par les *effets consécutifs* des eaux. La prédiction — trop connue d'ailleurs — ne se réalise pas.

Pendant une année encore Monneret lutte en vain contre les progrès de la maladie; madame de D... maigrit; elle ne mange presque plus, dort fort mal, se plaint d'oppression et de palpitations. En juin 1861 nouvelle consultation avec Rayer; malgré l'opposition de Monneret, la malade est renvoyée à Vichy; mais cette fois elle n'y reste que trois semaines, Alquié ayant reconnu et déclaré, enfin, *que les eaux de Vichy ne sont plus indiquées*. En effet, la malade a subi la *cachexie Vichyenne;* elle est émaciée et cependant bouffie et comme infiltrée; elle est épuisée, sans force, sans réaction physique et morale; la menstruation, déjà irrégulière depuis quelques mois, a fait défaut; il est survenu des *attaques de nerfs*, c'est-à-dire des accidents hystériformes.

Madame de D... quitte Vichy le 14 juillet, jurant, mais un peu tard, qu'on ne l'y prendrait plus, et elle va s'installer à la campagne.

Au mois d'avril 1862, Monneret conseille l'hydrothérapie; Trousseau est appelé en consultation; il émet le même avis, et madame de D... arrive à Schwalheim le 7 mai.

*Le foie dépasse le rebord costal de 4 centimètres.* — Telle est la seule lésion organique que me permet de constater l'examen le plus complet et le plus attentif. La surface hépatique est lisse, unie, sans bosselures et n'est point douloureuse à la pression; la malade n'a jamais eu de douleurs hépatiques spontanées, d'ictère, ni de vomissements.

Dans ces conditions je n'hésite pas à diagnostiquer une *congestion chronique du foie*, et à lui rattacher tous les troubles fonctionnels observés. La malade est soumise au traitement hydrothérapique méthodique usité en pareille circonstance.

Les choses ont suivi leur marche habituelle; l'amélioration a commencé à se manifester du côté des premières voies; à mesure que l'appétit renaissait, que la digestion devenait plus facile, le foie diminuait de volume et le sang se reconstituait. Le 15 juin le foie était rentré dans ses limites physiologiques; le 15 juillet, l'appétit était vif, la digestion excellente, le sommeil calme et réparateur, le teint coloré; la malade faisait sans fatigue de longues promenades; les règles ont paru le 12 juillet et n'ont été ni précédées, ni accompagnées, ni suivies d'aucun accident nerveux; la repiration est normale et il n'existe plus de palpitations.

*Le 29 août* madame de D... se préparait à quitter Schwalheim, se considérant comme radicalement guérie, lorsque tout à coup, brusquement, en l'absence de tout prodrôme, elle éprouve une vive douleur dans la région hépatique ; elle la supporte pendant quelques minutes, mais alors la violence devient telle que la malade me fait appeler. J'accours en toute hâte, et je trouve madame de D... arrachant ses vêtements, criant, pleurant ; bientôt elle se roule par terre et se tord dans d'horribles convulsions. La figure s'altère, le nez s'effile et se refroidit, il survient des vomissements bilieux, le pouls est petit et irrégulier, la respiration saccadée.

Ma perplexité égale ma surprise. Que se passe-t-il? Est-ce le choléra ? Est-ce un étranglement interne ? Est-ce une péritonite? Mais il n'y a pas d'évacuations alvines, pas de cyanose, les vomissements sont purement bilieux, le ventre n'est ni météorisé ni excessivement sensible à la pression.

Je fais intervenir le laudanum, l'éther, le chloroforme, la glace ; je recouvre l'abdomen d'une couche de collodion élastique ; rien n'y fait, et cette affreuse scène se prolonge pendant quatre heures, sans rémissions, sans modifications.

Tout à coup la malade reste immobile ; elle ne remue plus, elle ne crie plus, les yeux sont fermés. Est-ce une syncope ? Est-ce la mort? Je lui saisis vivement la main... « Ne me touchez pas, me dit-elle sans « ouvrir les yeux, je suis calme, je ne souffre plus, je « suis dans le paradis. » Ces mots ne me rassurent qu'à moitié, mais enfin, la figure reprend son expression naturelle, les membres se détendent, la malade dit qu'elle va dormir, et elle s'endort en effet.

Au bout d'une heure madame de D... est réveillée par un besoin pressant d'aller à la garde-robe. L'idée d'un calcul biliaire me vient à l'esprit, et l'examen des matières, liquides mais sans caractère particulier, me fait découvrir un corps dur, arrondi et allongé, régulier, jaunâtre, ayant tous les caractères physiques des calculs biliaires formés en grande partie de cholestérine ; analysé dans le laboratoire de Giessen l'on y a constaté en effet 83 parties de cholestérine et 17 parties de matière colorante.

Le lendemain la malade n'éprouvait plus qu'une grande lassitude générale ; le 7 septembre elle quittait Schwalheim jouissant d'une santé parfaite, laquelle au moment où j'écris ces lignes ne s'est pas démentie un instant.

Vous me direz probablement, mon cher Pidoux, qu'il s'agit ici d'un fait singulier et tout à fait exceptionnel ; soit, mais cependant j'en ai recueilli plusieurs qui ont avec lui une grande analogie. Il est donc bon que les praticiens soient prévenus.

Ne vous semble-t-il pas très-probable, comme à moi, que c'est le calcul qui, directement ou médiatement, a été la cause de tous les accidents? Mais la malade, direz-vous, avait recouvré l'intégrité de sa *santé fonctionnelle* avant l'expulsion du calcul. Cela est vrai, mais ce fait, loin d'être une objection péremptoire, n'est qu'une nouvelle confirmation des doctrines que je défends et que je démontre, depuis vingt-cinq ans, en ce qui concerne les réactions réciproques qui s'établissent entre les lésions locales et les lésions générales, dans le cours des maladies chroniques.

Les douches locales, les douches hépatiques ont-elles été sans influence sur la marche, sur la progression du calcul ? Je ne le crois pas, et il est, ce me semble, facile de comprendre qu'elles ont *dû* favoriser son expulsion.

CANCER DU FOIE. — Lorsque chez un sujet, manifestement atteint d'une affection hépatique grave et suivant une certaine marche chronique, l'on perçoit, sur la surface de l'organe, des inégalités, des bosselures, des nodosités, l'on peut affirmer l'existence d'un cancer, et particulièrement d'un encéphaloïde.

Dans ces conditions faut-il soumettre les malades au traitement hydrothérapique?

*Oui*, mon cher Pidoux, *il le faut;* et cela pour plusieurs raisons qui, je l'espère, vont s'imposer à vous.

Il le faut: 1° parce que le traitement, — *méthodiquement appliqué*, — ne fait *jamais* de mal, et produit *toujours* un bien relatif.

L'appétit renaît, la digestion s'améliore, les forces augmentent, les douleurs diminuent ou disparaissent, et c'est ainsi que des *agonisants* ont pu vivre pendant plusieurs mois encore exempts de vives souffrances. Mais là ne se bornent pas les bienfaits de la médication; l'amélioration physique amène une amélioration morale non moins precieuse. Les malades renaissent à l'espoir, et tel qui, avant le traitement hydrothérapique, croyait toucher à la mort alors qu'il avait encore quelque temps à vivre, meurt sans se douter que le terme fatal est arrivé, et en faisant de longs projets d'avenir.

Je conserve précieusement la lettre de l'un des membres les plus illustres de l'Académie française, qui ne contient que ces quelques mots.

« Ma fille et moi ne cesserons jamais de vous « aimer et de vous bénir, vous qui avez su calmer « les douleurs de notre pauvre malade, et lui

« épargner les horreurs du moment suprême. »

La malade, qui m'avait été adressée par notre confrère Lailler, était dévorée par un cancer utérin ayant envahi le vagin, le rectum et la vessie.

Il le faut, — parce qu'il est tellement admis par le public que l'hydrothérapie est le traitement héroïque des maladies du foie, qu'un refus d'intervention est aujourd'hui un arrêt de mort! « Vous me refusez les secours de l'hydrothé« rapie, s'écrient les pauvres malades, c'est qu'a« lors je suis perdu et qu'il n'y a plus rien à faire ! » Et c'est en présence d'une pareille situation que, cédant aux instances de mon excellent ami Brongniart, j'ai reçu, il y a deux mois, à Plessis-Lalande, un agonisant arrivé au dernier terme d'un cancer gastrique ; et c'est par de semblables considérations que, depuis vingt cinq ans, j'ai appliqué l'hydrothérapie à un grand nombre de *condamnés à mort*, parmi lesquels j'ai eu le bonheur — et la surprise, — d'en sauver plusieurs!

Je ne saurais assez insister sur les bienfaits relatifs de l'*hydrothérapie* MÉTHODIQUE dans ces cas désespérés.

Au mois de septembre 1869, j'ai été appelé en consultation par le docteur Déclat pour un personnage qui avait joué dans l'Administration et dans la Presse politique un rôle important, et que l'estime universelle avait accompagné dans sa retraite. Ce malheureux, atteint d'un encéphaloïde du foie manifeste, était *moribond :* Ictère vert, ascite, anasarque, anorexie absolue, dégoût insurmontable pour les aliments, impossibilité d'avaler une cuillerée de lait sans vomir, décubitus dorsal obligatoire etc. Ma première parole fut un refus, mais devant la calme et touchante résignation du malade, les supplications de sa femme et de sa fille, les instances du docteur Déclat, je consentis à le recevoir à Plessis-Lalande, sans néanmoins prendre sur moi la responsabilité du transport.

*Dès la deuxième douche* (6 *septembre*) *l'appétit se fait sentir ; le malade mange et digère un potage ; il a, pendant la nuit, trois heures d'un bon sommeil.*

Au bout de huit jours, le malade mange à la table commune et mange avec grand appétit et grand plaisir : il fait, pendant la journée, plusieurs petites promenades dans le parc ; après le dîner, il joue au whist jusqu'à dix heures du soir ; ses forces s'accroissent chaque jour ; les nuits sont calmes.

*M. L... considère sa guérison comme prochaine et me proclame son sauveur !* Sa femme, sa fille, ses amis partagent ses illusions ; j'ai toutes les peines du monde à calmer leur enthousiasme ; « oui, suis-je obligé de leur répéter, cette amé-
« lioration est remarquable, extraordinaire ; elle
« est réelle, je ne prétends pas « *qu'elle soit fac-*
« *tice* ; » « mais croyez en ma vieille expérience ; sa
« marche progressive ne tardera pas à s'arrêter
« et deviendra rétrograde. Rien ne peut plus,
« aujourd'hui, sauver le pauvre malade. »

C'est tout au plus si je parviens à ébranler leurs convictions, cependant mes trop certaines prévisions commencent à se réaliser ; la famille désirant que le décès ait lieu à Paris, l'on s'efforce de persuader au malade que la saison devenant mauvaise, il faut suspendre le traitement pour le reprendre au printemps; l'on a beaucoup de peine à lui faire accepter cette décision, mais j'insiste, et le 6 octobre, M. L... retourne à Paris, où il a succombé peu de temps après.

Le 18 novembre 1869, le docteur Klippel, de Mulhouse, et le professeur Schutzenberger, de Strasbourg, m'adressent un jeune homme portant une énorme tumeur, occupant toute la moitié gauche de l'abdomen, depuis la base du thorax jusqu'à la fosse iliaque. Distension considérable du ventre par la tumeur et par un épanchement ascitique; dilatation des veines abdominales, anasarque, anémie et leucocythémie des plus prononcées: anorexie et apepsie; amaigrissement et affaiblissement considérables; douleurs vives; insomnie absolue, etc.

Je crois reconnaître un encéphaloïde de la rate, et j'hésite à me charger du malade; mais je suis vaincu par la confiance et l'espoir que manifeste le pauvre jeune homme, et par les supplications de sa mère, laquelle m'adjure de ne pas priver son fils de la dernière ressource dont l'art puisse disposer.

Au bout de quelques jours commence à se montrer une amélioration qui va croissant; les fonctions digestives se rétablissent, l'anasarque disparaît et bientôt après l'épanchement ascitique; les douleurs cessent, les nuits sont calmes, bien qu'encore sans sommeil; le teint se colore légèrement, les forces renaissent etc., *mais la tumeur splénique ne diminue pas*, et cette circonstance, pour moi pathognomonique, ne me permet pas de partager les espérances et la joie du malade, de sa mère, de ses amis.

Cependant le sommeil est revenu, et l'amélioration continue à progresser pour tout le monde, excepté pour moi. Je n'ose pas troubler cette joie universelle par de sinistres prédictions, mais je sens le besoin de couvrir ma responsabilité, et vers le milieu de décembre, j'appelle en consultation mon cher confrère et ami N. Gueneau de Mussy. L'éminent praticien confirme mon diagnostic et mon pronostic, mais il insiste pour que le traitement hydrothérapique, soit continué.

M. H. est mort le 16 janvier 1870, mais la veille je n'avais pu l'empêcher de prendre les deux douches qu'il recevait quotidiennement avec tant de plaisir, et après avoir fait un bon dîner, il s'est éteint pendant la nuit, sans douleurs et sans avoir entrevu la mort.

Au triple point de vue de la science, de l'humanité et de la déontologie médicale, vous apprécierez ces faits de la même manière que moi, mon cher Pidoux ; mais depuis Adam les sots et les méchants sont en majorité; laissez-moi donc vous dire qu'il faut que l'amour de la science, de l'humanité et du devoir s'élève jusqu'à un certain courage, pour que l'hydrothérapie scientifique n'hésite pas à charger son bilan de décès que le public impute presque toujours à crime à la médication, et que de trop nombreux confrères se font un *devoir* d'imputer à l'ignorance ou à la cupidité du médecin.

*Fais ce que dois, advienne que pourra* ; telle est heureusement la devise de famille à laquelle il m'a toujours été facile — si non profitable — de rester fidèle.

Nous venons de montrer que l'hydrothérapie scientifique invoquée à la période ultime des plus graves dégénérations organiques, à un moment voisin de la mort, *in extremis*, peut encore rendre de précieux services; mais il est facile de comprendre que ses bienfaits sont encore plus grands lorsqu'on la fait intervenir plus tôt.

Obs. XIII. *Dyspepsie, constipation, hémorrhagies, hypocondrie, mélancolie. — Augmentation du volume du foie, traitement hydrothérapique. — Amélioration notable. — Mort. — Encéphaloïde du foie.*

Le 25 janvier 1869, mes honorables et éminents confrères Axenfeld et Ulysse Trélat m'adressent M. M..., architecte distingué, qu'ils considèrent comme atteint d'un *cancer du foie.*

Agé de 52 ans, de haute taille, de robuste constitution, M. M... est aussi remarquable par son intelligence que par son caractère qui, à la douceur et à la bonté, unit une inébranlable fermeté dans le droit, la vérité et la justice.

M. M... s'est toujours bien porté, sauf une constipation habituelle. Il y a trois ans il eut de graves démêlés avec l'administration supérieure ; il opposa une résistance invincible à des exigences qu'il considérait comme déloyales et illégales, et sa carrière fut brisée, pour le punir de ne pas savoir transiger avec sa conscience.

Cette affaire fut pour M. M... une source de préoccupations, de tracas, de luttes, de tristesse et de chagrin. Les fonctions digestives s'en ressentirent; il survint de l'anorexie, de la dyspepsie, et bientôt le caractère, ordinairement si doux, du malade se modifia d'une manière fâcheuse. M. M... devint inquiet, agité, irritable, à tel point que les gens attachés à son service ne le «reconnaissaient plus.» Le docteur Vinsot épuisa, sans succès, les médications ordinairement employées en pareille circonstance.

Vers le mois de mai 1868 le malade était très-maigre, très-affaibli; malgré sa prodigieuse activité, son extrême énergie physique et morale, tout travail lui devenait impossible; il était survenu des tumeurs hémorrhoïdales très-douloureuses et des épistaxis. Des purgatifs répétés, et l'aloës en particulier, furent prescrits par le docteur Saint-Yves. Il fallut les suspendre en raison d'abondantes et fréquentes hémorrhagies qui augmentèrent beaucoup l'anémie et la faiblesse du malade, lequel devint hypocondriaque et mélancolique.

Lorsqu'en janvier 1869, je vis M. M... avec mes confrères de Paris, l'état général était devenu très-mauvais: anémie profonde, teint plutôt cachectique qu'ictérique, peau sèche, parcheminée, prostration extrême, constipation alternant avec la diarrhée, anorexie, apepsie, insomnie, etc. *Le foie dépasse le rebord costal de 17 centim. et descend jusqu'à l'ombilic, mais la surface en est lisse, unie, sans aucune bosselure.*

Avions-nous affaire à un cancer du foie ou à une simple congestion chronique? En tenant compte des signes rationnels, Axenfeld et Trélat opinèrent pour le cancer; j'étais loin de repousser leur diagnostic, mais les signes physiques pathognomoniques faisant défaut, et ma pratique m'ayant mis en présence d'un grand nombre de malades présentant les mêmes symptômes et ayant néanmoins guéri, je fus moins affirmatif. Voici le langage que je tins à mes éminents confrères :

« Je déclare tout d'abord, que je n'hésite pas à me « charger du malade, parceque j'ai la certitude que « l'hydrothérapie méthodique va produire, dans son « état, une amélioration considérable. En ce qui con- « cerne le diagnostic et le pronostic, c'est la médica- « tion qui va nous guider.

« En même temps que les troubles fonctionnels s'a- « menderont, le volume du foie diminuera ; si l'amé- « lioration fonctionnelle et la diminution organique « marchent régulièrement ensemble, si le foie rentre « dans ses limites physiologiques, le malade guérira, « et il faudra en conclure qu'il n'est atteint que d'une « simple congestion. Si au bout d'un temps plus ou « moins long la diminution organique s'arrête, l'amé- « lioration fonctionnelle continuant à progresser ou « restant stationnaire, si le foie ne rentre pas com- « plétement dans ses limites physiologiques, l'on « pourra affirmer que le malade est atteint d'un « cancer, et alors, à un moment donné, les troubles « fonctionnels reprendront une marche ascendante et « M. M..., finira par succomber. »

C'est conformément à ces données que le traitement hydrothérapique fut décidé d'un commun accord, et immédiatement commencé.

Les choses suivirent leur marche accoutumée ; au 1er avril M. M... présentait toutes les apparences d'une santé florissante ; le teint est animé, l'appétit très-vif, la digestion excellente, la constipation a disparu, le sommeil est revenu. M. M... se considère comme guéri, et cette conviction est partagée par sa famille, par ses amis, et notamment par M. X..., ancien préfet de Seine-et-Marne. Je suis, moi-même, fort enchanté du résultat obtenu, *mais je ne considère la guérison ni comme opérée ni même comme* ASSURÉE, *dans un avenir plus ou moins prochain*, PARCE QUE *le foie dépasse encore le rebord costal de 5 centimètres; que depuis un mois il* RESTE STATIONNAIRE *dans ses limites, et que des épistaxis, bien que moins fréquentes, ont encore lieu de temps en temps.*

J'ai beaucoup de peine à obtenir du malade qu'il reste à Plessis-Lalande pour y continuer un traitement qu'il considère maintenant comme terminé et désormais inutile; mes appréhensions ne rencontrent autour de lui que de l'incrédulité. Je ne parle point, bien entendu, de mes confrères Axenfeld et Trélat, dont les appréciations sont conformes aux miennes.

Vers le commencement de mai, en l'absence de toute cause déterminante appréciable, les organes digestifs commencent à ne plus fonctionner aussi bien, les forces diminuent, le sommeil est interrompu, et de ce moment la maladie prend une marche aiguë. Au mois de juin nous nous réunissons Axenfeld, Trélat et moi; tous trois nous considérons le malade comme irrévocablement perdu, et nous nous demandons ce qu'il reste à faire. Aucune autre médication ne produira le bien relatif que l'on est encore en droit d'attendre de l'hydrothérapie, mais ce bien sera-t-il assez important pour que l'on prolonge le séjour de M. M... à Plessis-Lalande, pour qu'on le tienne éloigné de sa famille qui désire son retour? L'on décide que, sous un prétexte quelconque, l'on engagera le malade à suspendre le traitement pendant quelque temps, sauf à le recommencer plus tard, à prendre un repos devenu utile etc., etc.

M. M... ne veut entendre à rien; sa confiance en l'hydrothérapie est entière, *il sent que chaque douche lui fait du bien et qu'il ne pourrait pas s'en passer;* bref, il résiste à tous les arguments, à toutes insistances, et sa sœur vient se fixer auprès de lui.

Depuis ce moment la maladie a suivi sa marche fatale, le ventre s'est météorisé, est devenu douloureux; il est survenu un épanchement ascitique résultat évident d'une péritonite sub-aiguë; mais M. M... n'a point ressenti de vives douleurs, il a pu manger et dormir jusqu'au dernier moment, et il s'est éteint le 10 août.

*Autopsie*, 30 *heures après la mort*, — température moyenne de 16 à 17 degrés. — Roideur cadavérique modérée; odeur de putréfaction commençante; de nombreuses marbrures sillonnent en divers sens la surface de l'abdomen et de la partie inférieure de la poitrine.

L'abdomen seul a pu être ouvert. Dès qu'on est parvenu dans la cavité péritonéale, et malgré une injection préservatrice préalable, une forte odeur cadavéreuse s'exhale dans la pièce.

La cavité abdominale renferme environ six litres d'une sérosité blanc-jaunâtre opalescente, qui s'écoule en grande partie hors de l'abdomen, mais qui en partie est retenue par les mailles d'un réseau de pseudo-membranes, qui recouvre toute la masse intestinale, fait adhérer entre elles et avec la paroi abdominale elle-même toutes les anses intestinales; ces pseudo-membranes recouvrent également toute la surface du foie, même celle qui est recouverte par les fausses côtes; seulement, sous les fausses côtes, les pseudo-membranes sont beaucoup plus ténues. Partout elles sont molles, friables, et la paroi abdominale incisée à la partie inférieure et sur les côtés peut être renversée sans difficultés sur la poitrine; elles peuvent également être détachées assez facilement par le raclage de la surface des intestins, et sous les pseudo-membranes, on trouve partout celle-ci violacée et dépourvue de poli. Les pseudo-membranes pénètrent dans toutes les anfractuosités du mésentère, même jusque dans le bassin, en sorte qu'aucun point du péritoine n'a échappé à l'inflammation. On n'a pas pénétré dans la cavité intestinale.

Le foie est considérablement augmenté de volume; il dépasse de quatre doigts environ (dix centimètres) le rebord des fausses côtes. Dépouillé des pseudo-membranes qui le recouvrent, il se présente sous l'aspect d'une masse rouge violacée, comme parsemée et infiltrée de masses blanc-jaunâtre, qui seraient assez exactement représentées par une infiltration de pommes de terre jaunes dans le tissu du foie. L'infiltration de cette matière blanchâtre occupe, à beaucoup près, la plus grande place et, par conséquent, le tissu normal du foie, la plus petite; on peut évaluer approximativement que le tissu normal occupe environ un cinquième de la masse totale, plutôt moins que plus. Les masses jaunâtres incisées, offrent assez bien l'aspect du tissu cérébral, et peuvent être considérées comme un type de ce qu'on a désigné sous le nom d'encéphaloïde. Ce tissu est partout assez mou, tantôt un peu plus, tantôt un peu moins consistant que le tissu cérébral; mais nulle part, il n'est ramolli, même jusqu'à l'état de bouillie; les vaisseaux sanguins y sont très-rares et très-ténus. Examinées au microscope, de nombreuses parcelles de ce tissu sont trouvées composées d'une innombrable quantité de corpuscules sphéroïdaux, d'un volume sensiblement égal, de 20 millièmes de millimètre de diamètre environ; sur quelques-unes des parcelles examinées, on a trouvé au milieu de ces corpuscules une ou deux cellules d'un diamètre plus considérable, environ 30 à 35 millièmes de millimètre, renfermant deux ou trois noyaux, dont un du volume des corpuscules libres, l'autre ou les deux autres d'un diamètre plus petit. Ces très-rares cellules sont de forme très-irrégulière, se rapprochant de la forme en poire. Des parcelles du tissu du foie d'apparence saine, soumises également au microscope, ne diffèrent en rien, en apparence, des parcelles d'un foie parfaitement normal.

Lorsque M. M... s'est présenté à Plessis-Lalande, le foie dépassait le rebord costal de 17 centimètres ; pendant la première partie du traitement, il a diminué graduellement de 11 centimètres, une amélioration fonctionnelle remarquable s'est produite dans un rapport direct avec cette diminution. A un certain moment, le foie est resté stationnaire, dépassant encore le rebord costal de 6 centimètres, dès lors l'amélioration s'arrête, les troubles fonctionnels reprennent une marche ascendante, et à l'autopsie le foie cancéreux dépasse le rebord costal de 10 centimètres.

L'on trouve ici la démonstration de ce que j'ai dit tant de fois, à savoir, que dans les cas de ce genre il existe deux lésions hépatiques ; l'une partielle, centrale, profonde, cancéreuse ; l'autre générale, périphérique, constituée par une simple hypérémie causée par le travail néoplasique ; que cette dernière exerce, quant au développement des troubles fonctionnels, une influence plus considérable que la première ; que c'est en modifiant et en faisant disparaître l'hypérémie que l'hydrothérapie améliore sensiblement, pendant un temps plus ou moins long, l'état morbide ; que la médication devient impuissante lorsqu'elle ne se trouve plus en présence que de la lésion cancéreuse, et qu'alors la maladie continue sa marche progressive, sans que rien puisse empêcher une terminaison fatalement funeste.

Il est inutile d'insister pour montrer toute l'importance de ces faits au double point de la physiologie pathogénique et de la thérapeutique physiologique.

Le point capital de l'Observation qu'on vient de lire est la puissance et l'efficacité relatives incontestables de l'hydrothérapie méthodique, dans un cas de dégénérescence hépatique démontrée par l'examen cadavérique. En présence de semblables résultats, vous penserez comme moi, mon cher Pidoux, que la science et l'humanité font un devoir au médecin de faire intervenir une médication spécifique, dont aucun autre agent thérapeutique ne peut produire les effets.

Mais ce n'est pas tout, et bien que soulager les malades et prolonger leur existence de plusieurs mois soit déjà beaucoup, la question prend souvent de plus grandes proportions et a pour termes extrêmes la mort ou la guérison.

Expliquons-nous.

Chez M. M..., les signes physiques pathognomoniques du cancer hépatique faisant défaut, le diagnostic ne pouvait reposer que sur des probabilités tirées des symptômes, de la marche, c'est-à-dire des signes rationnels.

Ceux-ci ont fait admettre, par Axenfeld et Trélat, l'existence d'un cancer, et l'événement a donné raison à ces éminents confrères ; mais il pouvait leur donner tort. Or, si le cancer n'avait pas existé, le malade aurait guéri, mais il n'aurait guéri que par le secours de l'hydrothérapie qui, *seule*, pouvait le sauver.

L'observation suivante mettra ces divers points en pleine lumière, et nous permettra de les développer avec plus d'autorité.

OBS. XIV. — *Gastralgie, dyspepsie, vomissements bilieux quotidiens; épistaxis quotidiennes; amaigrissement et affaiblissement. — Eau de Vichy, purgatifs, charbon de Belloc, etc. — Ictère, diarrhee bilieuse. — Cancer du foie (?). — Traitement hydrothérapique. — Guérison.*

M. D..., grand, fort, robuste, d'une excellente constitution, est âgé de 32 ans, et a toujours joui d'une santé excellente.

Depuis plusieurs années, les exigences de sa profession l'ont obligé à voyager souvent; il en est résulté du trouble dans ses habitudes; les repas ont été pris irrégulièrement; il a commis des écarts et parfois des excès de régime; enfin, il a contracté l'habitude de prendre du vermouth, le matin à jeun.

En 1865, les effets de cette mauvaise hygiène ont commencé à se faire sentir, et les fonctions digestives ont été les premières atteintes : anorexie, gastralgie, dyspepsie; souvent, le matin, au moment du lever, il survenait des vomissements de bile jaune ou verdâtre.

M. D... régularisa son régime, but moins de bière, coupa son vermouth avec une certaine quantité d'eau, et obtint ainsi une amélioration marquée; mais cette sagesse n'était jamais que de courte durée, et alors les accidents reparaissaient en s'aggravant.

Vers la fin de 1866 se montrèrent des épistaxis assez fréquentes et abondantes, mais le malade n'y fit aucune attention.

Cependant, M. D... maigrissait et s'affaiblissait; il consulta successivement les docteurs Desprez et Lobjeois, qui prescrivirent d'abord l'eau de Vichy et des purgatifs, puis l'eau de Vals et le charbon de Belloc.

Les choses allèrent ainsi pendant dix-huit mois, mais vers le 15 juillet 1868, elles se modifièrent brusquement d'une manière très-fâcheuse. A cette époque le malade, qui avait depuis quatre mois des hémorrhagies nasales quotidiennes, et, depuis trois mois, un vomissement bilieux chaque matin, fut pris d'ictère et d'une diarrhée amenant chaque jour trois ou quatre selles bilieuses accompagnées de ténesme anal; l'anorexie devint absolue ; le seul aspect de la viande provoquait un dégoût insurmontable et parfois des nausées. Le malade tomba rapidement dans un état d'extrême faiblesse, et réclama les conseils du docteur Catiaux, de Saint-Quentin.

Ce praticien, si habile et si expérimenté, considéra la maladie comme un *cancer du foie manifeste*, et en désespoir de cause dirigea M. D... sur Plessis-Lalande, où il arriva accompagné de sa femme, le 1er août.

Le lendemain, j'écrivis à mon confrère de Saint-Quentin pour lui dire combien je regrettais qu'il eût cru devoir m'adresser un moribond, pour lequel je ne pourrais que retarder, de quelques jours, une terminaison funeste devenue fatale et imminente.

Jugez-en, mon cher Pidoux. Le malade a un ictère noir, le plus intense que j'aie jamais vu; le prurit est incessant; les objets sont colorés en jaune ; l'émaciation est profonde; la faiblesse telle, que c'est à peine si la station debout est possible pendant quelques minutes. Chaque jour, un vomissement bilieux le matin, plusieurs épistaxis abondantes, et 3 ou 4 selles bilieuses, verdâtres, avec ténesme anal; les urines sont bourbeuses, noirâtres et fétides dès le moment de l'émission. L'anorexie est complète; M. D... ne boit que quelques cuillerées de bouillon. Mouvement fébrile vers le soir, nuits agitées et sans sommeil. Le ventre est tendu, dur, météorisé, non douloureux à la pression; la langue est pâle; les pieds et les jambes sont infiltrés. Ajoutez à ce tableau tous les caractères d'une profonde anémie.

*Le foie dépasse le rebord costal de 15 centimètres, et la ligne médiane de 7. La surface est unie et sans bosselures.*

Evidemment il ne pouvait être question ici ni de cirrhose, ni de calculs biliaires, ni d'abcès ou de kyste hépatiques. Le diagnostic se circonscrivait entre un cancer du foie et une simple hypérémie hépatique; or quel est le médecin qui aurait hésité à se prononcer pour la dégénérescence, malgré l'absence du signe physique pathognomonique?

Pour mon compte je n'hésitai pas, et si j'avais pu renvoyer le malade, je l'aurais fait immédiatement.

Le traitement fut appliqué avec une grande prudence; il fut bien supporté, et au bout de quelques jours il fut permis d'administrer des douches générales et locales.

*Dès la quatrième douche le vomissement quotidien, si rebelle et si opiniâtre depuis dix-huit mois, disparut pour ne plus reparaître.*

A partir de ce moment l'amélioration progressive marcha régulièrement, l'amendement des troubles fonctionnels s'opéra en raison directe de la diminution du volume du foie.

Les épistaxis diminuent graduellement d'abondance et de fréquence, et la dernière a lieu le 7 septembre. Le 19 du même mois il n'existe plus trace d'ictère ni d'anasarque; l'appétit est vif, la digestion facile.

Le 15 octobre M. D... quitte Plessis-Lalande complétement guéri; je l'ai revu il y a peu de temps et je l'ai trouvé dans l'état de santé le plus parfait.

En guérissant M. D..., ai-je guéri, mon cher Pidoux, un *cancer du foie?* Je ne l'ai point pensé une minute, et vous ne le croiriez pas,

Je n'ai donc guéri que l'une de ces *hypérémies hépatiques* qui, selon les paroles si justes de notre vénéré maître Andral, *peuvent se terminer par la mort ou par le retour à la santé, après avoir donné lieu à la plupart des symptômes qui marquent ordinairement les plus graves dégénérations du foie.*

Mais s'il en est ainsi, dites-moi donc quels sont les *signes rationnels* sur lesquels l'on peut se fonder pour établir avec *certitude* le diagnostic différentiel entre le *cancer* et l'*hypérémie chronique du foie.*

Après avoir longuement discuté cette question dans le *Traité d'hydrothérapie*, j'ai écrit les lignes suivantes :

« Monneret a signalé les maladies du foie
« comme une cause peu connue, et cependant
« très-fréquente d'hémorrhagies... Les maladies
« dans lesquelles il a observé des hémorrhagies
« sont : la *congestion simple*, l'hypertrophie
« simple, l'hypérémie sub-inflammatoire fébrile,
« l'hépatite aiguë, les fièvres bilieuses, la *cir-*
« *rhose*, le *cancer*... Or, sur 123 cas de conges-
« tion hépatique chronique simple, je n'ai pas
« rencontré une seule hémorrhagie... Comment
« expliquer une semblable différence entre mes
« observations et celles d'un observateur dont

« la scrupuleuse exactitude est bien connue. » (P. 830.)

Avant de chercher à expliquer cette *différence*, il faudrait posséder des statistiques comparables, et Monneret ne dit pas dans quelle proportion il a constaté des hémorrhagies dans la *congestion simple;* et il n'a pas indiqué les caractères sur lesquels il fait reposer le diagnostic de cette congestion.

En ce qui concerne M. D..., deux questions peuvent être posées. A-t-il eu des hémorrhagies, quoique n'ayant qu'une *congestion hépatique simple?* La maladie était-elle autre chose qu'une *congestion simple?*

Vous trouverez probablement, comme moi, mon cher Pidoux, qu'il est difficile de répondre d'une manière satisfaisante. Pour ma part, tout ce que je puis affirmer, c'est qu'il faut éliminer du problème le *cancer*, la *cirrhose* et l'*hépatite aiguë.*

Quoi qu'il en soit, en rapprochant ces deux Observations, il est évident que si un cancer du foie a pu être soupçonné chez M. M., on devait, *a fortiori*, supposer son existence chez M. D... C'est le traitement hydrothérapique qui seul a permis d'établir *a posteriori* un diagnostic impossible *a priori.*

Or, si en se fondant sur l'incurabilité du cancer, l'on avait refusé au malade le secours de l'hydrothérapie, que serait-il arrivé? M. D... aurait certainement succombé au bout de quelques semaines à peine.

Tous nos confrères ont connu l'histoire de cette sage-femme de Paris qui, après avoir reçu les soins de tous les membres de la Faculté et avoir été unanimement considérée comme atteinte d'un double cancer du foie et de l'estomac, m'a été amenée *mourante* à Bellevue par mon cher et excellent ami Broca.

Un mois de traitement n'amena aucune amélioration, et à un certain moment commença une véritable *agonie*. Broca, qui dînait chez moi ce jour-là, en reconnut tous les caractères, et après le dîner il refusa de revoir la malade, considérant une nouvelle visite comme complétement inutile, la malade étant d'ailleurs entourée de sa famille et recevant l'ultime assistance d'un prêtre.

Vers deux heures du matin la famille crut à la cessation de la vie, et le drap fut jeté sur la figure de la MORTE.

Le lendemain matin, je demandai à quelle heure madame X avait succombé.

« Mais elle n'est pas morte, me fut-il répondu, « et elle désire vous voir. »

Trois mois après madame X... quittait Bellevue parfaitement guérie, et à l'heure qu'il est cette guérison ne s'est pas démentie depuis douze ans !

En présence de faits pareils, mon cher Pidoux, à quel malade oserez-vous refuser le secours de l'hydrothérapie, en vous fondant sur l'existence d'un cancer mortel ?

J'ai dit que tant que le foie n'est pas rentré dans ses limites physiologiques, l'on n'est pas autorisé à considérer la maladie comme une *congestion simple*, et la guérison comme certaine.

Mais peut-on proclamer que la guérison est complète et définitive, toutes les fois que l'organe hépatique ne dépasse plus le rebord costal, sa limite supérieure n'étant point déplacée ?

Oui, si l'on constate, en même temps, que toute trace d'anémie a disparu et que toutes les fonctions, — et spécialement les fonctions digestives, — s'accomplissent régulièrement.

Non, dans le cas contraire; car, la persistance — après un temps déterminé qui varie entre trois et six à huit mois — de l'anémie et des troubles digestifs, doit faire redouter la présence, dans les parties centrales du foie, d'un ou de plusieurs noyaux cancéreux, dont l''évolution ramènera ultérieurement une congestion symptomatique, et toute la série des accidents que nous avons indiqués et qui ont la mort pour terme fatal.

L'Observation suivante offre, à ce point de vue, un certain intérêt :

Obs. XV. — *Gastralgie, dyspepsie, anorexie, anémie. — Inefficacité des eaux de Vichy et de diverses médications. — Congestion du foie. — Hydrothérapie. — Guérison* (?).

M. X..., âgé de 55 ans, est de taille moyenne, de complexion débile, molle et inerte, d'un tempérament lymphatique. Il y a un peu plus d'un an qu'il commença à éprouver, à la suite des repas, des lourdeurs, des pesanteurs, au dos et à l'épigastre. Pendant plusieurs mois ces phénomènes ne se manifestèrent que quelques heures après l'ingestion des aliments, mais plus tard ils se montrèrent pendant la digestion stomacale, c'est-à-dire immédiatement après les repas. Les digestions sont lentes, difficiles, pénibles, mais non douloureuses. Pas de constipation; il y avait plutôt de la diarrhée. Le malade attribue ce dernier symptôme au café au lait qu'il avait l'habitude de prendre le matin. Pas de douleurs au foie; pas de céphalalgies.

M. X... se décide à se faire traiter pour sa dyspepsie, et fait consulter le médecin de sa famille, le docteur Sichel. Celui-ci lui ordonna de prendre, au commencement des repas, des paquets d'une poudre composée de rhubarbe, de magnésie calcinée, et d'oléo-saccharure de citron, à parties égales. Cette poudre a eu un très-bon effet pour commencer, mais finalement, après s'en être servi pendant trois ou quatre mois, le malade ressent une vive irritation du tube digestif : il a des hémorrhoïdes, au point de ne plus pouvoir marcher. En supprimant l'usage de cette poudre, les hémorrhoïdes et l'irritation des voies digestives ne tardent pas à disparaître. Ce qui ne disparaît pas, c'est la dyspepsie. Aux pesanteurs qui jusqu'ici avaient constitué la maladie, viennent s'ajouter des douleurs. Dès à présent, il y a dyspepsie et gastralgie. C'est alors que M. X... consulte le docteur Mougeot, de Bar-sur-Aube, qui lui conseille la pepsine en élixir, et l'eau de Soultzmatt, coupée de vin, aux repas. Il y a des intermittences suivies de crises terribles de douleurs, que l'on combat par divers moyens palliatifs. Ces crises se déclaraient à la suite des repas, et M. X... n'osait plus manger crainte de les provoquer; elles étaient, parfois, accompagnées de vomissements.

Le docteur Mougeot conseille au malade une saison aux eaux de Vichy, comme le meilleur moyen de venir à bout de cette opiniâtre dyspepsie gastralgique, mais il l'engage de consulter, au préalable, le docteur Gubler, de Paris.

Ce praticien éminent soumet le malade à un examen attentif, ne trouve rien au foie, — il faut noter que l'examen a eu lieu le malade étant dans le décubitus dorsal, — et rédige la consultation suivante :

Dyspepsie flatulente. Sensibilité à la pression au niveau de l'orifice duodénal, rénitence peut-être réflexe. Matières grasses plus difficiles à digérer que les autres aliments. Vomissements rares.

Je conseille le traitement suivant :

1° Faire une cure à Vichy.

2° Suivre un régime sévère; éviter les corps gras ; manger peu à la fois.

3° Boire avec le vin d'une eau minérale légèrement alcaline, telle que celles de Saint-Galmier et de Condillac, ou bien celle de Soultzmatt ou de la source Saint-Jean de Vals.

4° Prendre dans le cours de chaque repas une cuillerée d'élixir de pepsine et de diastase pancréatique.

5° Favoriser encore au besoin la digestion par des applications chaudes sur l'estomac.

6° Entretenir la liberté du ventre en prenant de temps à autre, soit un verre d'eau de Pullna à jeun, soit une tasse de thé de Saint-Germain dans les intervalles des repas.

Paris, le 12 août 1869. A. GUBLER.

M. X... se rend à Vichy, où il fait une saison de 20 jours, pendant l'été de 1869.

Le traitement consistait en bains d'eau minéralisée (mélange d'eau de Vichy et d'eau ordinaire) à la température de 35 degrés cent. tous les matins, et l'ingestion, pendant la journée, de trois ou quatre verres d'eau de la source de l'Hopital.

Ce traitement n'a pas eu d'effet appréciable, ni en bien, ni en mal. Le docteur Villemin, médecin consultant à Vichy, a conseillé au malade de ne rien faire pendant deux mois après son départ, en l'assurant que les bons effets du traitement ne se manifestaient souvent que plus tard.

L'amélioration annoncée par le docteur Villemin ne se réalisa point; la dyspepsie devenue à la fois flatulente et gastralgique durait toujours et allait en s'aggravant, lorsque M. X... vint à Paris consulter le docteur Auburtin.

Ce praticien distingué, initié depuis longtemps aux doctrines et à la pratique de M. Fleury, constate que le foie est considérablement plus volumineux qu'à l'état normal, et, en présence de l'ensemble de phénomènes morbides que présente M. X... — congestion du foie, dyspepsie atonique flatulente, gastralgie, anémie et dépérissement, — il n'hésite point à lui conseiller l'hydrothérapie méthodique comme la seule ancre de salut qui lui reste.

M. X... vient s'installer à Plessis-Lalande le 16 novembre 1869. A son arrivée le malade présente tous les caractères d'une anémie profonde; décoloration des muqueuses, émaciation, débilité physique ; et de plus un teint particulier qui se trouve assez fréquemment lié aux maladies de la rate, et qu'on pourrait qualifier de splénique.

L'examen de la région hépatique, fait le malade étant dans la station verticale, confirme le diagnostic porté par le docteur Auburtin ; le bord inférieur du foie descend jusqu'au niveau de l'ombilic, dépassant le rebord costal de quatre travers de doigt. La rate présente son volume normal. L'état des voies digestives est tel qu'on vient de le décrire. L'appétit est nul ou à peu près nul. Il en est de même du sommeil, lequel, même en supposant qu'il n'y eût pas insomnie résultant de l'état d'extrême débilité où se trouve le malade, serait à chaque instant interrompu par les crises de douleur qui forcent le patient à se lever, et à marcher dans sa chambre pendant une grande partie de la nuit.

Le traitement est commencé le 16 novembre 1869; il consiste en douches générales révulsives et reconstitutives, et en douches locales hépatiques résolutives. Sudations révulsives vers la fin du traitement · une tous les deux jours; quatre ou cinq en tout. Elles sont dirigées, avec un très-bon effet, contre la sécheresse de la peau et contre l'irritation intestinale. Les flatuosités diminuent beaucoup; mais les sudations paraissent être un peu rapprochées pour les forces du malade.

Ici se pose une interrogation; le malade est-il hypocondriaque? Il faudrait le connaître à l'état de parfaite santé pour pouvoir répondre à cette question. Mais il y a quelque chose dans sa manière d'être, qui semble indiquer que oui. Il se plaint de tout, tout en s'en trouvant bien.

Sous l'effet des douches, la congestion hépatique se dissipe jusqu'à un certain point, où elle s'arrête et reste stationnaire pendant plusieurs semaines; puis enfin elle reprend sa marche, décroît, et enfin disparaît, laissant au foie ses dimensions normales. Ce temps d'arrêt obstiné, concomitant de l'état persistant de cachexie et du teint, splénique, sinon cancéreux, du malade, a dû, pendant un moment, inspirer des inquiétudes.

Les douleurs ne tardent pas à disparaître complétement, et par suite, le sommeil vient reprendre ses droits. Cette disparition des douleurs gastralgiques, presque au début du traitement, est très-digne de remarque.

Avant son départ, le malade constate que « les digestions se font beaucoup mieux, mais qu'il lui faut encore veiller à ne rien manger de lourd. »

L'appétit a considérablement augmenté; mais il n'est pas encore très-vif.

L'anémie qui constitue la base de la maladie, ou des maladies de M. X..., date évidemment de loin; elle est devenue pour ainsi dire constitutionnelle, et il faudrait un traitement assez long et rigoureusement suivi pour la détruire complétement. Elle a été modifiée au point de permettre le rétablissement à peu près complet de toutes les fonctions, et M. X..., se contentant de cette amélioration, se décide à continuer chez lui, jusqu'à parfaite guérison, le traitement hydrothérapique et le régime que lui a indiqués M. le docteur Fleury. Il quitte Plessis-Lalande le 26 février, malgré les avertissements et les instances de MM. Fleury et Auburtin. (Observation recueillie par M. Stalker.)

Vous voyez, mon cher Pidoux, que si au point de vue du diagnostic et du pronostic j'accorde une importance prépondérante aux signes physiques, je ne néglige point les signes rationnels.

Dès le premier jour, le *teint*, le *facies*, l'*habitude extérieure* du malade m'ont inspiré des inquiétudes, et m'ont rendu très-réservé dans mes appréciations. Ces caractères persistant malgré la notable amélioration produite par les premières semaines du traitement, je ne pus partager la confiance du malade et les espérances d'Auburtin lui-même. Le temps d'arrêt survenu dans la décroissance du foie, vint encore augmenter mes craintes.

Aujourd'hui le foie est complétement rentré dans ses limites physiologiques, M. X... a repris ses forces et son embonpoint, il a de l'appétit, il dort bien, il se trouve guéri, mais le *teint*, le *facies* ne sont pas ce qu'ils devraient être, la digestion n'est pas régulièrement bonne, et j'hésite encore à considérer la guérison comme complète et définitive.

En prolongeant son séjour à Plessis-Lalande, M. X... aurait-il obenu un résultat plus satisfaisant? Je le crois, sans en être sûr: mais dans l'intérêt et pour la sécurité du malade, il aurait été bon de continuer le traitement pendant deux ou trois mois.

En admettant même l'existence, dans la substance hépatique, des premiers éléments du cancer, savons-nous quels sont, quels peuvent être les effets de l'hydrothérapie sur le développement et la marche d'une dégénérescence soumise, dès son début, aux modifications qu'introduit cette médication dans les phénomènes organiques d'absorption, de nutrition et d'élimination ?

J'ai constitué l'hydrothérapie scientifique sur sa véritable base; sur une base que rien ne pourra désormais renverser; j'en ai donné la théorie; j'en ai montré les plus nombreuses applications, mais comme je suis loin d'avoir épuisé le sujet! — et combien il est regrettable, mon cher Pidoux, que des hommes de votre valeur et de votre perspicacité, ne se laissent pas tenter par cette magnifique étude expérimentale de physiologie pathogénique et thérapeutique.

Croyez-moi ! la médecine de l'avenir est là, et il vous appartiendrait de devancer les Temps.

Ai-je besoin de dire qu'en dehors des conditions pathologiques dont je viens de fournir des exemples, il existe un grand nombre de variétés, d'anomalies, de cas, simples ou complexes, qui, malgré l'examen le plus complet, le plus attentif, le plus méthodique, qui, malgré les données de l'observation suivie la mieux raisonnée, déjouent toute la sagacité du praticien le plus expérimenté, et deviennent une source de surprises et de mécomptes ?

Tel sujet, chez lequel l'on constate les troubles fonctionnels les plus nombreux, les plus graves, les plus inquiétants, guérit facilement. Tel autre, qui ne présente que des symptômes relativement peu prononcés, succombe sans qu'il soit possible de l'arracher à la mort.

Le 27 janvier 1870, M. X... vient à Plessis-Lalande et me remet les trois consultations suivantes :

Céphalalgie rhumatismale avec névropathie générale.

Prendre, pendant cinq jours de suite, soir tard et matin de bonne heure, une des prises suivantes :

Sulfate de quinine, 3 grammes, en dix prises de 30 centigrammes chacune.

Poser un vésicatoire à la nuque; l'entretenir pendant quinze ou vingt jours.

Prendre, avant le déjeuner et le dîner, une des pilules suivantes :

Lactate de zinc, 3 grammes; extrait de valériane, quantité suffisante pour quarante pilules.

Si les prises de quinine, après les dix conseillées plus haut, ne modifient pas la douleur, y revenir cinq jours après, en élevant chaque prise à 35 centigrammes chacune.

Aller aux eaux de Néris.

Paris, ce 20 juin 1869. CERISE.

Vin de quinquina ; un verre à liqueur à déjeuner et à dîner.

Eau d'Orezza pour boire avec le vin, pendant les repas.

Nourriture réparatrice; bon vin; sommeil suffisant; pas de fatigue; hydrothérapie.

17 janvier 1870. BARTH.

Fatigues et tensions cérébrales. — Anémie. — Souffle cervical. — Dyspepsie flatulente. — Herpétisme et arthritisme. — Engorgement du foie.

J'engage M. X... à se rendre à l'établissement hydrothérapique de Plessis-Lalande, et à y réclamer la direction du docteur Fleury.

17 janvier 1870. GUENEAU DE MUSSY.

Le malade me donne, en outre, les renseignements suivants :

« Depuis longtemps ma santé laisse à désirer.

« Il y a bien une douzaine d'années que je n'ai « pas passé une saison sans être éprouvé, soit par « des rhumatismes ou par de très-fortes bron- « chites ou laryngites, au point de ne pas pou- « voir parler pendant des mois entiers. Mais, de- « puis le mois d'octobre 1868, époque à laquelle « j'ai commencé à ressentir des maux de tête qui « devaient, quelques mois plus tard, m'empêcher « de me livrer à la plus petite occupation de- « mandant de l'attention, je n'ai plus souffert ni « des bronches ni du larynx.

« Depuis le mois de mars 1869, j'ai eu constam- « ment le vertige. La plus petite émotion, la « moindre contrariété me font beaucoup de mal. « Tout travail m'est devenu impossible. La sim- « ple lecture des journaux me fatigue.

« Je suis triste; à chaque instant, une vague « inquiétude s'empare de moi, et je vois l'avenir « tout en noir.

« Les digestions sont laborieuses depuis plus « d'un an; mais, comme elles se faisaient tant « bien que mal, je ne m'en étais pas beaucoup « inquiété. Ce n'est que dans le mois de décembre « dernier que deux ou trois indigestions m'ont « fait penser que l'estomac n'allait pas très-bien « non plus.

« Comme traitement, j'ai pris de la quinine, « j'ai été aux bains de Néris, et employé les vési- « catoires.

« Ces moyens sont restés complétement ineffi- « caces, et c'est alors que, d'après les conseils « des docteurs Barth et Gueneau de Mussy, j'ai « résolu de m'adresser à l'hydrothérapie. »

Le malade est amaigri, affaibli; l'anémie et l'asthénie sont profondes; les désordres nerveux fort inquiétants; je me tiens dans une grande réserve en ce qui concerne le diagnostic et le pronostic. La congestion hépatique est la seule lésion appréciable.

Eh bien, aujourd'hui 30 avril, le malade peut être considéré comme guéri, car il le sera certainement dans quelques semaines.

Le 12 février 1870, je reçois à Paris, dans mon cabinet, M. X..., lequel arrive de Riom pour me consulter; il m'est adressé par l'un de ses cousins, que j'ai guéri, il y a bien des années, d'une maladie fort grave, et dont l'observation figure dans mon *Traité d'hydrothérapie*.

M. X... se plaint d'affaiblissement, d'amaigrissement, d'anorexie, de dyspepsie; il a les pieds et les jambes légèrement infiltrés; il attribue tous ces symptômes à une diarrhée qu'il a depuis dix-huit mois, et qui a résisté à toutes les ressources de la thérapeutique usuelle.

« Si l'on parvenait à mettre un terme à cette diarrhée, me dit-il, je serais guéri, car tout ce que j'éprouve s'y rattache directement. »

M. X... me raconte alors que cette diarrhée s'est déclarée brusquement, sans aucune cause déterminante, appréciable, et qu'elle n'a jamais cessé. Depuis quelque temps elle est accompagnée de douleurs très-vives, qui occupent une grande partie du ventre, et deviennent parfois atroces, surtout pendant la nuit. Les selles, au nombre de 6 à 10 dans les vingt-quatre heures, n'ont jamais contenu de sang; elles sont jaunâtres, bilieuses et fétides.

« Mais, dis-je au malade, vous avez aussi une maladie du foie, car vous avez la jaunisse.

— Oh ! ceci n'est rien; je suis, en effet, un peu jaune *depuis six mois;* mais il n'y a pas lieu d'y faire attention. C'est encore un effet de la diarrhée. »

J'examine le malade. Rien du côté de la poitrine. Le ventre est énorme et résonne comme un tambour. Des gaz distendent les trois côlons et l'estomac, lequel a subi une dilatation considérable. Le ventre est douloureux à la pression à peu près également dans toutes ses parties.

Dans ces conditions il est difficile de limiter exactement le foie; je constate, néanmoins, qu'il dépasse le rebord costal de 7 centimètres.

M. X... vient à Plessis-Lalande, et le traitement hydrothérapique est immédiatement commencé (*douches générales très-courtes, révulsives et reconstitutives ; ceinture mouillée sur le ventre*). Je prescris le sous-nitrate de bismuth *à hautes doses* (de 40 à 60 grammes dans les 24 heures).

Au bout de quelques jours, *la diarrhée est définitivement arrêtée;* l'appétit commence à se faire sentir; *le foie est rentré dans ses limites physiologiques.* Les opiacés ont calmé les douleurs abdominales; le sirop de chloral hydraté, — dont j'ai déjà eu souvent à me louer, en l'employant à titre d'hypnotique — a ramené le sommeil; mais l'ictère persiste, avec ce caractère particulier qu'il varie incessamment dans ses caractères physiques et passe, en quelques heures, du jaune citron au vert ou même au brun, et réciproquement; les forces ne renaissent point, les membres inférieurs restent infiltrés.

L'exploration est fort difficile; le thorax présente une voussure à droite et en arrière; les côtes sont écartées; l'on perçoit une rénitence anormale.

J'appelle Guéneau de Mussy en consultation; nous nous demandons s'il n'existe pas une lésion hépatique centrale : un kyste; l'un de ces abcès qui se manifestent consécutivement à certaines colites. Rien d'appréciable du côté de l'intestin; nous nous demandons s'il n'existe pas une lésion du pancréas; la dilatation gastrique, les douleurs abdominales pourraient s'y rattacher, mais le malade n'a jamais eu de vomissements ni de selles graisseuses; la palpation, la percussion, fort difficiles d'ailleurs, n'indiquent aucune augmentation dans le volume de la glande. Impossible d'arriver à un diagnostic certain.

Quelques jours après je réclame l'avis de Demarquay. Même résultat.

Le malade a succombé le 16 mars. A l'autopsie l'on trouve un cancer squirrheux du pancréas, dont le volume est peu augmenté; des masses squirrheuses dans le foie, un cancer du mésentère qui avoisine le côlon descendant, et un estomac présentant un volume énorme. L'intestin est sain; la rate est très-petite.

C'est dans les cas de ce genre qu'il faut se contenter de dire :

*Experientia fallax, ars longa, vita brevis.*

Ici l'hydrothérapie s'est montrée radicalement impuissante, et il ne pouvait pas en être autrement. Mais pouvait-on affirmer, ou même prévoir, qu'il en serait ainsi?

Pardonnez, mon cher Pidoux, l'étendue si considérable de ce paragraphe, en faveur de la valeur des enseignements qu'il fournit aux praticiens.

## § III. — DE LA RÉVULSION HYDROTHÉRAPIQUE PAR CONGESTION, A TITRE D'AGENT DE LA MÉDICATION HÉMOSTATIQUE.

Tout le monde connaît l'action hémostatique directe qu'exerce l'application du froid, et ce n'est pas d'elle que j'entends parler ici. Il s'agit de l'action hémostatique indirecte produite par une congestion sanguine révulsive développée sur un point plus ou moins éloigné de l'organe qui fournit le sang. Le type de cette congestion révulsive, est celle que produit l'application de la *ventouse Junod.*

Au point de vue de la *congestion hémostatique hydrothérapique*, ce sont certainement les *hémorrhagies utérines* qui témoignent le plus hautement en faveur de sa puissance et de son efficacité.

Mon intention était, mon cher Pidoux, de donner à ce troisième paragraphe toute l'étendue qu'il comporte, mais réflexion faite, j'aime mieux réserver pour un mémoire spécial une question qui tient une place si importante dans la pathologie de la femme, et dont l'étude m'obligera nécessairement à m'occuper des travaux récents de Scanzoni, de Sims, de Courty, et de plusieurs autres observateurs.

J'adopte d'autant plus volontiers ce parti, que ce sujet, — plutôt chirurgical que médical, — n'est pas précisément de votre compétence, et que déjà je n'ai que trop abusé de votre patience.

Je ne m'en repens pas, toutefois, puisque vous voulez bien reconnaître la justesse de mes observations, la justice de mes humbles réclamations, et me promettre que dans la prochaine édition de votre beau livre, vous ferez une plus large place aux travaux qui ont créé l'hydrothérapie scientifique.

Vos lecteurs vous en sauront gré, mon cher Pidoux; l'hydrothérapie scientifique gagnera beaucoup à être exposée et appréciée par vous, et vous remplirez un devoir d'équité pour l'accomplissement duquel je vous adresse, à l'avance, mes félicitations et mes remercîments.

---

PARIS. — IMP. VICTOR GOUPY, RUE GARANCIÈRE, 5.

PRINCIPAUX OUVRAGES

# DE M. LE Dr L. FLEURY

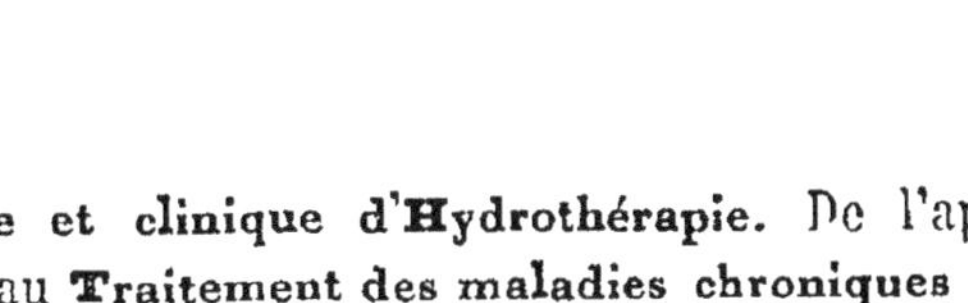

**Traité thérapeutique et clinique d'Hydrothérapie.** De l'application de l'hydrothérapie au **Traitement des maladies chroniques** dans les établissements publics et au domicile des malades. 3e édition entièrement refondue et considérablement augmentée, avec figures dans le texte. 1866. 1 très-fort volume grand in-8 de plus de 1,200 pages, cartonné à l'anglaise. . . . . . . . . . . . . . . . . . . . 17 fr.

**Cours d'Hygiène** fait à la Faculté de Médecine de Paris.

*Mode de publication.* — Le Cours d'hygiène est publié par livraisons de 8 feuilles chacune, imprimées en petit texte. Le prix de chaque livraison, contenant la matière d'un demi-volume in-8 en caractères ordinaires, est fixé à 2 fr.

Les douze premières livraisons sont en vente. La 13e livraison est sous presse, et l'ouvrage sera achevé prochainement.

**Clinique hydrothérapique de Bellevue ; Recherches et observations sur les Maladies chroniques.**

PREMIÈRE PARTIE : **Gastrite chronique**, gastralgie, entéralgie, dyspepsie, hypochondrie. In-8, 1855. . . . . . . . . . . . . . . . . . 2 fr. 50 c.

DEUXIÈME PARTIE : **Congestion sanguine chronique du Foie** ; engorgement, obstruction du foie ; lypémanie, hypochondrie, nosomanie. In-8, 1855. . . . . . . . . . . . . . . . . . . . . . . . 2 fr. 50 c.

**Du traitement hydrothérapique des Fièvres intermittentes**, de tous les types et de tous les pays, récentes ou anciennes et rebelles. 1 vol. in-8, avec planches. 1858 . . . . . . . . . . . . . . . . . 4 fr. 50 c.

**Essai sur l'Infection purulente.** In-8, 1844. . . . . . . . . 3 fr. 50 c.

**Compendium de médecine pratique** ou Exposé analytique et raisonné des travaux contenus dans les principaux traités de pathologie interne, par M. Louis FLEURY, en collaboration avec MM. DELABERGE et MONNERET. 8 vol. in-8. 1836—1846.

INSTITUT HYDROTHÉRAPIQUE DE PLESSIS-LALANDE

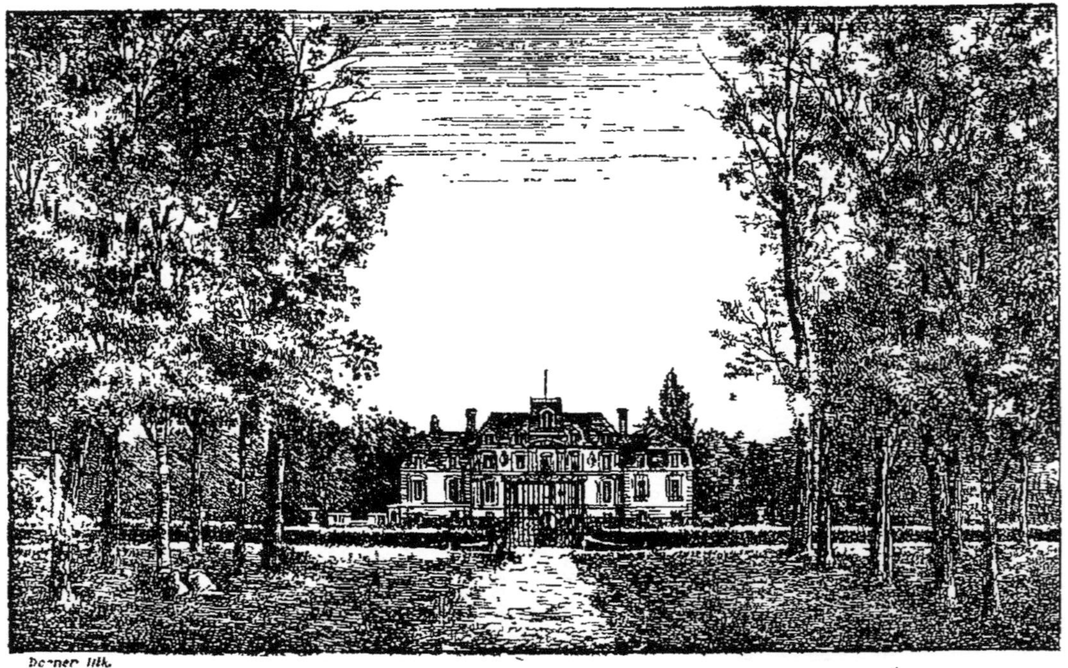

Dorner lith.

Dirigé par le Dr Louis Fleury, ouvert en toute saison.

PARIS. — IMP. VICTOR GOUPY, RUE GARANCIÈRE, 5.